La Process Com®

Groupe Eyrolles
61, bd Saint-Germain
75240 Paris cedex 05

www.editions-eyrolles.com

Également dans la collection « Découvrir et pratiquer » :

La méthode Alexander, Jeremy Chance

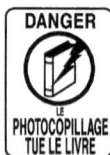

© Groupe Eyrolles, 2009
ISBN : 978-2-212-54147-2

Patrice Dubourg

Découvrir et pratiquer

La Process Com®

EYROLLES

À Jean-Pierre,

qui fut et reste mon mentor,
au-delà des portes du temps…

Remerciements

À Isabelle, mon épouse, pour son sens de l'organisation, la pertinence de ses conseils et sa créativité…

À Mealear, ma fille, pour son soutien attentif et sa joie de vivre…

À Taibi Kahler, pour avoir créé une magnifique carte d'accès à la complexité humaine…

Sommaire

Partie 1
Les bases de la Process Communication

Partie 2

Le fonctionnement des six personnalités

Partie 3

Accompagner avec la Process Communication

Préface

Voici un nouveau livre sur la Process Communication… Un de plus ? Que peut-il apporter de nouveau qui n'ait pas encore été décrit ?

Le lecteur qui a déjà lu un ouvrage sur ce modèle ou découvert celui-ci au cours d'un stage sait bien que c'est moins ce que l'on dit que comment on le dit qui a de l'impact sur la « cible ». Il en est de même probablement pour l'écrit : c'est plus comment on décrit un modèle et surtout comment on l'illustre qui intéressera le lecteur.

L'histoire et l'expérience de l'auteur ont aussi un rôle majeur dans la qualité du témoignage et l'intérêt de l'ouvrage.

Patrice Dubourg a fait partie de la toute première promotion de formateurs et a suivi avec passion tous les travaux ultérieurs de Taibi Kahler, l'auteur du modèle présenté ici.

Patrice Dubourg est incontestablement la mémoire de la communauté des formateurs Process Com®.

En lisant *Découvrir et pratiquer la Process Com®*, j'ai eu grand plaisir à redécouvrir des anecdotes que j'avais quelque peu oubliées.

J'aime la métaphore qu'utilise l'auteur pour illustrer la Process Communication décrite comme « **une carte d'accès à la complexité humaine** ».

Patrice Dubourg ne se contente pas de décrire cette carte, il propose des outils simples et pragmatiques à tous ceux qui veulent être des acteurs de mieux-être, à utiliser sans modération aussi bien dans leur vie professionnelle que personnelle.

Tout au long de ces pages, le lecteur pourra s'entraîner à manier (prudemment) les concepts de la Process Com® et commencer ainsi à découvrir son efficacité relationnelle et personnelle, de la conscience de soi à la gestion de soi et de la conscience de l'autre à la gestion des relations.

À l'heure où, de plus en plus, l'accent est mis par les pouvoirs publics et les entreprises sur la prévention des risques psychosociaux afin de limiter les dégâts majeurs du stress et de ses avatars que sont le harcèlement, les conduites addictives, l'absentéisme et ce que désormais les Nord-Américains nomment le présentéisme, les femmes, les hommes ont besoin de savoir lire encore mieux la richesse et la complexité des interactions humaines afin d'y faire face avec pertinence et efficience. La Process Communication est une des réponses possibles à ces besoins émergents.

Merci à toi Patrice pour cette belle contribution.

Saint-François le 8 octobre 2008

Gérard COLLIGNON

Introduction

La communication est un facteur clé du fonctionnement de l'être humain. En effet, le développement de cet « animal social[1] », son épanouissement dans une société et la possibilité qu'il a de transmettre aux générations futures dépendent en grande partie de ses qualités de communicateur. Curieusement, cette compétence déterminante dans la vie de toute personne n'est pas enseignée systématiquement au « petit d'homme ». Il est obligé d'élaborer son savoir-faire par tâtonnements, et n'a plus qu'à espérer que son parcours de vie lui donnera l'opportunité de rencontrer des personnes capables de lui apprendre les subtilités de la communication humaine.

La qualité des relations vécues par l'être humain avec son entourage a donc une influence déterminante sur son développement intellectuel, émotionnel et comportemental. Il grandit en traversant nombre de situations qui sont source à la fois d'apprentissage, de souffrance et de plaisir. Ces relations lui permettent de répondre à la question « Comment dois-je faire pour… ? » : comment dois-je faire pour obtenir quelque chose, gérer ma frustration, faire plaisir à ceux que j'aime, exprimer mes désaccords, comprendre le monde, être aimé, être protégé, déclarer mon amour, trouver ma place, transmettre à mes enfants, etc. ?

Tout se passe comme si nos facultés de communiquer étaient naturelles, innées, et que, de ce fait, les incompréhensions et les conflits interpersonnels étaient inéluctables. Dès lors, nous semblons confier nos relations au hasard, qui ne fait pas toujours les choses aussi bien

---

1. Du latin *socius* : compagnon.

qu'on le dit : chacun de nous peut constater à quel point il est difficile de vivre ensemble en bonne intelligence, et ce, malgré des intérêts communs, la volonté de bien faire et de bien s'entendre. Même dans le monde de l'entreprise, où l'on pourrait croire que la volonté de rationaliser les processus de production conduit à donner à chacun les moyens d'être performant, et donc de communiquer au mieux, on n'enseigne pas systématiquement la façon d'établir des relations efficaces. Que ce soit dans les domaines professionnel ou associatif, dans la vie de famille, de couple ou encore dans l'éducation des enfants, il est essentiel d'avoir les moyens de comprendre ses propres réactions, celles des autres, et de pouvoir établir des relations satisfaisantes pour tous.

Le **modèle Process** élaboré par **Taibi Kahler**, dont nous suivrons le parcours personnel dans le chapitre suivant, répond à cette nécessité de compréhension et de développement de soi, en proposant deux ensembles conceptuels :

• la Process Communication ;

• la Process Thérapie.

La **Process Communication** (également appelée **Process Com®**), est l'application du modèle Process à la communication dans les domaines professionnels (management, négociation, cohésion d'équipe, vente) et personnels (connaissance de soi), ainsi que dans la conduite d'un accompagnement dans ces domaines.

La Process Communication permet à l'individu de comprendre son propre fonctionnement et celui des autres, et ainsi d'établir des relations satisfaisantes. Il peut développer ses qualités personnelles de façon harmonieuse, grâce à la pratique des composantes « *communication* » de la Process Communication :

• canaux de communication : *les différentes façons de communiquer* ;

• perceptions : *ce que nous privilégions dans notre environnement relationnel et physique* ;

• besoins psychologiques : *ce qui est la source de notre motivation* ;

• préférences environnementales : *les environnements dans lesquels nous nous sentons le plus efficaces et le plus à l'aise.*

La Process Communication, par la compréhension fine qu'elle apporte du fonctionnement d'une personne, est également un moyen d'accompagner l'évolution professionnelle (coaching, gestion du stress, gestion des conflits) et personnelle (compréhension de soi, relations parents-enfants, relations de couple). La pratique des composantes *« gestion des conflits »* de la Process Communication permet notamment de se prendre en charge en utilisant ses qualités plutôt que ses comportements défensifs, d'anticiper ses réactions de stress et de diriger son évolution personnelle par la prise en compte de son fonctionnement intime :

- les séquences de mécommunication : *l'enchaînement des comportements qui nous mène vers les incompréhensions et les conflits* ;
- les questions existentielles : *l'origine de nos attentes relationnelles et le « pivot » de nos questionnements sur nous-mêmes* ;
- les problématiques : *comment, en se défendant de nos émotions authentiques, nous nous engageons dans une séquence de stress.*

Grâce à ses composantes « communication » et « gestion des conflits », la Process Communication est également un ensemble d'outils et de procédures utilisables par tous les professionnels de l'accompagnement dans les domaines social, sanitaire ou médical.

La **Process Thérapie** est l'application du modèle Process Com® à la relation d'aide, que ce soit en psychothérapie, en coaching de vie, et en développement personnel. Destinée aux professionnels de la relation d'aide, cette approche donne une description des mécanismes de défense de la personne, des messages parentaux qu'elle a reçus dans son enfance et de leur impact sur les conflits relationnels qu'elle vit aujourd'hui. La Process Thérapie offre également un ensemble de procédures psychothérapeutiques spécifiques à chaque structure de personnalité, qui apportent les moyens, de traverser les difficultés émotionnelles pour se centrer sur une expression authentique de soi. C'est en effet l'une des particularités de cette approche que de proposer non pas une méthode, mais six modes de psychothérapie.

La Process Thérapie est à la fois un modèle intégratif, utilisant les apports d'autres approches thérapeutiques, et un ensemble conceptuel original orienté vers le développement de la personne. En Process Thérapie, il est possible d'utiliser des approches cognitives aussi bien que des approches comportementales ou des exercices physiques. Il est possible d'être dans l'écoute centrée sur le vécu de la personne ou d'être interventionniste. Ces différents choix stratégiques sont déterminés non pas uniquement par les références théoriques de l'aidant, mais également par la personnalité de la personne aidée. Ce modèle de psychothérapie issu de trente années de recherche et de pratique clinique sera présenté dans quelques mois au public français puisque Taibi Kahler vient de faire paraître le premier livre sur ce thème aux États-Unis : *The Process Therapy Model, The Six Personality Types with Adaptations.*

Le modèle Process prend ainsi en compte la complexité de notre personnalité, en intégrant cinq dimensions :

- *Un éventail de comportements :* le modèle distingue six types de personnalité et, pour chacun de ces types, un ensemble cohérent de comportements décrivant le fonctionnement d'un individu, dans ses attitudes tant de conflit que de bonne communication.

- *L'impact de l'environnement :* l'apparition des comportements est déterminée, pour une grande part, par nos besoins psychologiques, lesquels sont satisfaits ou non en fonction de notre environnement physique et relationnel.

- *Les changements de comportements :* nous n'appartenons pas à un seul type de personnalité, mais nous utilisons les six types dans des proportions différentes. Ces six types de personnalité sont donc en interaction dans une même structure de personnalité. Suivant l'ordre d'utilisation des six types de personnalité, on peut observer 720 combinaisons possibles. On obtient ainsi une description fine du fonctionnement de la personne.

- *Les changements au cours de la vie :* les différentes évolutions que nous connaissons au cours de notre vie modifient notre structure de personnalité et nous amènent à développer des comportements nouveaux et des qualités nouvelles, à changer nos centres d'intérêt et également à modifier nos comportements lors des conflits, des simples difficultés de relation ou des situations stressantes.

- *Une étiologie des comportements :* le modèle Process Thérapie propose un ensemble structuré d'hypothèses sur les origines des problèmes psychologiques que peut rencontrer une personne au cours de son existence.

PARTIE 1

LES BASES
DE LA
PROCESS COMMUNICATION

Première rencontre
avec le modèle

Six façons différentes de vivre

La Process Communication décrit six manières d'être, de penser, de ressentir, d'agir et de communiquer avec nos semblables. Comparons cela à une langue qui se parlerait et se vivrait de six façons différentes, attribuant des sens différents à chaque mot, sans que nous en ayons clairement conscience. Cette langue serait source d'incompréhensions, de difficultés diverses, voire de relations très conflictuelles avec les autres.

Ces différences de sens attribués aux mots sont beaucoup plus perceptibles lorsque nous sommes en présence d'une personne appartenant à une autre culture. Nous pouvons alors constater que des notions telles que la famille, le travail, l'honneur, le temps, l'engagement, le plaisir, l'argent, le respect, la politesse, etc. ne sont pas vécues d'une façon identique à la nôtre. Bien des choses qui nous paraissent « naturelles » ou « évidentes » ne sont que des apprentissages liés à notre culture. Ainsi, lors d'une discussion face à face, la distance physique avec l'interlocuteur peut être moindre ou plus importante. En Asie, un sourire peut être signe de plaisir, mais aussi de gêne. En Afrique du Nord, le tutoiement est courant. En Afrique subsaharienne, les conceptions du temps et de la distance peuvent

3

paraître surprenantes à un Européen. Une autre différence culturelle liée au temps concerne le retard à un rendez-vous, dont la perception varie beaucoup en fonction des cultures et peut engendrer des situations d'incompréhension ubuesques…[1]

Ces différences culturelles sont également observables dans les manières de vivre de nos régions. Les relations ne répondent pas exactement aux mêmes codes en Provence, en Alsace, en Bretagne ou à Paris *intra-muros*.

On peut considérer que ces mêmes différences de conception des mots – et des chaînes de significations qu'ils impliquent – existent au niveau de l'individu. Nous possédons en nous plusieurs modes de fonctionnement, à des degrés divers. Chacun de nous a pu constater qu'avec certaines personnes, la compréhension a lieu naturellement, sans efforts particuliers ; nous nous comprenons « à demi-mot », nous sommes « sur la même longueur d'onde ». À l'inverse, avec d'autres personnes, malgré de très bonnes intentions et une réelle volonté de compréhension mutuelle, cela semble impossible, comme si nous étions sur deux planètes différentes !

La Process Communication nous propose de comprendre les raisons de ces facilités ou difficultés de communication afin de nous donner les moyens de dépasser nos différences. Elle part du postulat suivant : plus nous ressemblons à notre interlocuteur (dans notre fonctionnement), plus la communication est facile ; avec pour conséquence que les difficultés relationnelles se résolvent dans la prise en compte des différences.

La Process Communication décrit six « états d'esprit », ou **types de personnalité**, qui ont été nommés : **Empathique**, **Travaillomane**, **Persévérant**, **Rêveur**, **Rebelle** et **Promoteur**. Chacun de ces types de personnalité présente des caractéristiques particulières, que nous découvrirons ensemble dans la deuxième partie de cet ouvrage, et demande un mode d'accompagnement particulier, que nous aborderons dans la troisième partie.

---

1. Voir Edward T. Hall, *Le Langage silencieux*, Seuil, 1984.

Chacun individu a un type de personnalité fondamental qui est la base de sa personnalité. C'est ce qui explique que certains fonctionnements liés à des types de personnalité très différents de notre type de personnalité de base peuvent nous paraître surprenants ou même incompatibles avec l'image que nous avons des relations avec les autres. Et pourtant, nous avons tous en nous, potentiellement, chacun des six types de personnalité.

Y a-t-il un type de personnalité « meilleur » qu'un autre ? Non. Ils sont simplement différents les uns des autres. Chacun des types de personnalité a des qualités et des modes de fonctionnement qui seront plus ou moins pertinents en fonction des environnements et des objectifs poursuivis.

L'une des richesses de la Process Communication est de nous permettre d'identifier les différences qui nous tiennent à distance des autres et de nous enseigner qu'elles sont source d'ouverture, à soi et aux autres. En effet, lorsque nous développons notre communication avec un type de personnalité, nous développons la partie de nous qui correspond à ce type de personnalité.

Présentation des six types de personnalité

Pour un premier contact avec les six façons de vivre le monde, je vais vous présenter la Process Communication en laissant s'exprimer en moi ces six types de personnalité, qui existent aussi en chacun de vous.

Tous les concepts évoqués dans ces six descriptions seront repris et définis dans la suite de cet ouvrage.

Patrice l'Empathique *(ton de voix chaleureux)*

Ce que j'apprécie le plus dans la Process Communication, c'est qu'elle amène à l'acceptation de soi. C'est vraiment très agréable de voir, lors d'un séminaire de Process Communication, comment chaque participant se reconnaît dans les modes de fonctionnement qui sont les siens. Chacun de nous a une personnalité, avec ses défauts, ses qualités. Chaque personnalité se sent plus ou moins à l'aise selon l'environnement, qui est une source de satisfaction ou de stress. C'est un grand plaisir de rencontrer les autres personnalités d'une façon très personnelle et très bienveillante, cela malgré les

5

oppositions et les incompréhensions qui peuvent naître des différences profondes qui existent entre chaque type de personnalité. Nous avons tous vécu des situations d'incompréhension avec un interlocuteur, malgré la volonté de communiquer, et, à l'opposé, des situations de complète osmose. La Process Communication nous permet de mettre des mots sur ces différents ressentis. On peut ensuite mieux partager avec les autres, en donnant à chacun ce qui est bon pour lui.

Patrice le Travaillomane *(ton de voix analytique)*

La Process Communication, c'est d'abord un ensemble d'outils concrets qui analysent, décrivent les éléments de la bonne et de la mauvaise communication et répondent à nombre de questions comme : « Qu'est-ce qui explique les difficultés à communiquer malgré des objectifs communs ? », « Quels sont les éléments déclencheurs des conflits ? », « Comment prévenir les échecs professionnels et personnels ? », « Que dois-je faire pour être compris ? », « Comment fonctionner ensemble malgré nos différences ? » Les livres et les séminaires sur la Process Communication donnent de très nombreuses informations directement utilisables dans tous les aspects de la vie. L'ensemble des concepts offre un modèle bien structuré, apportant des éléments logiques au domaine de la communication, qui peut apparaître parfois comme un mélange de bonnes intentions et de recettes quelque peu manipulatrices. La classification en six grandes catégories de personnes ne peut pas être qualifiée de réductrice, puisque le modèle décrit, au total, 4 320 structures de personnalité ! L'importance de ce chiffre peut expliquer les difficultés de communication. Nous avons tendance à chercher les contacts avec les personnes qui nous ressemblent, et cette dimension est peu souvent prise en compte dans les entreprises, par exemple. Ainsi, deux professionnels d'un très bon niveau de compétence, devant travailler ensemble sur un projet commun, n'ont pas forcément la même personnalité. S'ils ne savent pas utiliser le langage de l'autre, il s'ensuivra des incompréhensions, des oppositions, voire des conflits ouverts, qui vont, au mieux, retarder l'avancement du projet, au pire, le stopper.

Patrice le Persévérant *(ton de voix un peu doctoral)*

La clé du modèle Process Communication est la distinction entre le processus (la forme) et le message (le fond). Le modèle Process Communication nous apprend qu'en utilisant le bon processus, nous pouvons faire passer nos messages, car la compréhension de ce que nous avons à dire dépend de la qualité de la relation que nous pouvons établir avec notre interlocuteur. Ajoutons que le modèle Process Communication est l'une des rares approches psychologiques qui soient fondées sur une recherche statistique, ce qui explique la grande fiabilité des prévisions en termes de descriptions des personnes et de solutions aux problèmes de la communication. Le processus de certification des professionnels habilités à utiliser le modèle garantit la qualité des interventions et la continuité de l'enseignement des concepts élaborés par le Dr Taibi Kahler. Tout cela fait de ce modèle une ressource d'une grande valeur pour toute personne, tant dans les domaines personnel que professionnel, car le modèle incite à respecter les différences entre les personnes et à développer la complémentarité des types de personnalité.

Patrice le Rêveur *(ton de voix pensif)*

Il est possible d'imaginer chaque personne comme un univers ayant ses propres lois régissant l'espace, le temps et la vie. En suivant les techniques données par le modèle, je peux entrer en contact avec chacun de ces univers. J'ajuste les paramètres de mon univers en fonction de celui avec lequel je veux communiquer. Ainsi, Patrice le Promoteur ne s'intéresse pas à ce qu'il va faire dans trois semaines, sa vision du temps étant comme focalisée sur le présent et le futur très proche, tandis que Patrice le Persévérant vit dans le futur et les projets à long terme. La vie de Patrice le Travaillomane est centrée sur le… travail, alors que celle de Patrice le Rebelle est axée sur le plaisir, ce qui n'est pas incompatible, mais parfois difficile. Il n'y a donc pas de fonctionnement qui soit « le meilleur », mais seulement des manières d'être qui demandent plus ou moins d'énergie, selon l'entourage et l'environnement, pour exister de façon complète. Einstein n'a-t-il pas démontré que le seul invariant de notre univers était la vitesse de la lumière ? Tout le reste est relatif à un espace-temps donné…

Patrice le Rebelle *(ton de voix enthousiaste)*

Ce qui me surprend le plus dans la Process Communication, c'est la capacité de prévision des comportements que donne le modèle. Si vous connaissez le type de personnalité d'un individu et la situation dans laquelle il se trouve, vous pouvez vous amuser à prévoir ses réactions. Si la situation est une source de stress pour cette personne, hop ! ses comportements automatiques de défense s'enclenchent ; si elle est une source de satisfaction, boum ! ce sont ses qualités qui apparaissent. Sympa de savoir ce que nous devons faire pour être bien dans notre peau ! Bien sûr, ces comportements de défense ne me changent pas ; je suis toujours moi ! Seulement, j'ai mis une armure. Et, selon le type de personne et son niveau de stress, ce n'est pas le même type d'armure. Cela va de quelques plaques protectrices au fantassin lourdement armé avec cuirasse, heaume et bouclier à pointes trempées dans le curare ! Taibi appelle ces comportements des « masques ». Malgré tout cela, je reste un type sympa avec plein de bonnes intentions, même si elles sont parfois très bien dissimulées par le masque porté ! Taibi et son modèle nous permettent de prendre conscience de l'impact que nous avons sur les autres lorsque nous sommes dans ces comportements de stress. Pas toujours agréable, la prise de conscience, mais en tout cas bien utile pour des relations constructives, où l'on peut être soi-même, sans se prendre la tête.

Patrice le Promoteur *(ton de voix ferme et direct)*

La Process Communication est un outil magique : il suffit d'appliquer les méthodes et cela marche tout seul ! Choisissez le bon style de communication et vous allez établir une relation efficace. Observez que chaque type de personnalité utilise des attitudes, des gestes, des expressions de visage, des tons de voix et des mots qui lui sont spécifiques. Il suffit de regarder pour situer son interlocuteur. Moi, pour m'adapter à mon interlocuteur, je capte sa façon d'être face à moi. La Process Communication permet cette adaptation, en nous apprenant à parler de façon différente. Certains modes de communication vous paraîtront « naturels » et d'autres plutôt surprenants. Entraînez-vous aux modes des autres types et vous augmenterez vos capacités de communication. Agissez dans vos modes de communication habituels si vous préférez être à l'aise et efficace. C'est une question de choix. Vous ne changez pas votre identité, simplement vous traduisez ce que vous avez à dire dans le langage approprié. La Process Communication vous guide et vous dit quel chemin prendre pour atteindre vos objectifs. Une dose de feeling, un peu de connaissance théorique, de la pratique… et ça marche ! Ajoutez à cela l'envie de faire de nouvelles expériences et vous pourrez établir avec les autres le type de lien que vous souhaitez ; et… ainsi devenir un magicien.

Vos préférences I

Ces six descriptions utilisent des mots et des expressions qui sont spécifiques à chacune des personnalités. Vous pouvez avoir une première idée de votre fonctionnement en repérant les descriptions que vous trouvez les plus agréables à lire et celles qui ne vous « parlent » pas. Si vous le souhaitez, notez sur une feuille ces préférences, dans un ordre croissant. Vous pourrez noter de cette façon les résultats des autres temps de réflexion personnelle qui vous seront proposés tout au long de ce livre.

La personnalité

Le mot « personnalité » vient du latin *persona*, qui désigne un masque de théâtre[1]. La **personnalité** est en effet ce qui nous sert de zone de contact avec l'extérieur et, d'une certaine façon, nous dissimule et nous protège.

Comme nous l'avons vu, le modèle Process Communication identifie six modes de relation au monde caractérisés par les six types de personnalité : Empathique, Travaillomane, Persévérant, Rêveur, Rebelle et Promoteur. Nous avons en nous ces six modes. Potentiellement, nous pouvons tous les utiliser, mais en réalité nous en avons un ou deux préférentiels ; à l'opposé, certains de ces modes peuvent nous paraître « étrangers » à notre façon d'être – ce sont des « parties de nous » que nous avons peu développées.

Le mode préférentiel est la base de la personnalité.

La terminologie en psychologie

Maintenant que vous connaissez le nom des six types de personnalité, vous allez être confronté à un problème inhérent à la psychologie : celui de la terminologie. La psychologie utilise parfois des mots très techniques (du type : « Ce monsieur est un schizophrène à tendance paranoïde, avec des risques de bouffées

---

1. *Persona* : d'abord « masque de théâtre », puis « rôle attribué à un masque », et enfin « type de personnage » (d'après *Dictionnaire historique de la langue française*, collectif sous la direction d'Alain Rey, Le Robert, 2006).

délirantes ») et des mots venant du langage courant dont le sens a été changé. Le modèle Process Communication ne fait pas exception à cette règle et utilise des termes techniques et des mots du langage courant, mais dont le sens est quelque peu modifié. Ainsi, en lisant le nom des six types de personnalité – Empathique, Travaillomane, Persévérant, Rêveur, Rebelle et Promoteur –, vous avez peut-être commencé à vous faire une idée de ce qu'ils sont. « Rebelle », « promoteur », « rêveur » sont des mots courants qui ont un sens pour vous. Dans le modèle Process Com®, ils ne représentent qu'un aspect de la personnalité qu'ils désignent.

Afin d'éviter les confusions, il peut être utile de considérer ces mots comme le « titre » d'un dossier que nous remplirons d'informations sur ces six types de personnalité dans la deuxième partie de ce livre. Afin de rappeler que les noms des personnalités sont des termes techniques liés à un modèle psychologique, nous les écrivons avec une majuscule.

Pour des raisons de présentation, nous n'avons pas mis de majuscule à tous les termes inhérents au modèle, mais seulement aux noms des types de personnalité et aux termes « Base » et « Phase ». Lors de leur définition, les termes techniques seront en gras.

Un glossaire placé en fin de livre reprend la liste des concepts et donne une définition succincte de chacun des termes techniques.

Définition de la Process Communication

Pourquoi ne traduit-on pas « Process Communication » ? Une traduction n'apporterait pas d'information supplémentaire : « Communication par le processus » n'est pas plus explicite que « Process Communication ».

Qu'est-ce que le *process*, ou « processus » en français ? Le processus est la « forme » de la communication, la façon dont nous nous y prenons pour transmettre un message. Cette forme se traduit par des intonations, des mimiques, des attitudes… Tout ce qui est non verbal dans un échange constitue le processus. L'un des intérêts de la Process Communication est de transmettre le contenu (ce que nous disons) en prenant en compte le processus préféré de l'interlocuteur (la façon de communiquer qui lui convient).

Terminons cette première approche par une définition de la Process Communication :

Modèle de compréhension de la personnalité destiné à améliorer la connaissance de soi, la communication, le management, le coaching, et l'accompagnement, qui est l'expression d'un mode opératoire où le processus est vu comme déterminant dans l'efficacité et le confort de toute relation.

Six modes de fonctionnement

Il y a six types de personnalité : Empathique, Travaillomane, Persévérant, Rêveur, Rebelle et Promoteur.

Aucun des six types de personnalité n'est meilleur ou moins bon qu'un autre, ils sont simplement différents les uns des autres.

Nous possédons en nous ces six modes de fonctionnement, que nous utilisons à des degrés divers.

Le processus est vu comme déterminant dans l'efficacité et le confort de toute relation.

Chapitre 2

Naissance, développement et diffusion du modèle

L'origine

Il est possible de voir l'origine du modèle Process Communication comme la rencontre entre une approche psychologique, l'analyse transactionnelle, un défi lancé par le créateur de cette approche, Eric Berne, un étudiant, Taibi Kahler, et un mentor, Hedges Capers.

L'approche psychologique

L'analyse transactionnelle, créée dans les années 1950 et 1960 par le psychiatre américain Eric Berne, propose le concept de **scénario de vie**, qu'elle définit comme un plan de vie inconscient, élaboré dans la petite enfance, sous la pression parentale[1].

L'enfant écrit une pièce de théâtre dont il est le personnage principal et qui peut être dramatique, drôle, ennuyeuse, morne, criminelle, tournée vers le sauvetage des autres ou bien encore tout autre chose. En grandissant, la personne, oubliant qu'elle est l'auteur de cette pièce, est surprise et décontenancée devant la répétitivité des événements de sa vie : « Pourquoi est-ce que je n'ai pas d'amis ? »,

---

1. Ian Stewart, Vann Joines, *Manuel d'analyse transactionnelle*, InterEditions, 1991.

« Pourquoi faut-il que je ne rencontre que des escrocs dans ma vie ? », « C'est mon troisième divorce ! Décidément, je ne comprends rien aux femmes ! », « De toute façon, je n'ai jamais pu réussir un examen », « Pourquoi est-ce que je tombe toujours amoureuse d'hommes violents ? », etc.

Tout l'objet de la psychothérapie en analyse transactionnelle est de modifier cette « pièce de théâtre ». La personne, au lieu de rester enfermée dans des schémas de comportements datant de son enfance, récrit les lignes qui lui portent préjudice et développe son autonomie face aux événements heureux ou malheureux qu'elle rencontre. La découverte d'Eric Berne appelle à l'optimisme : ce que nous avons écrit, nous pouvons le récrire pour vivre mieux.

Le défi intellectuel

Dans la méthode développée par Eric Berne, il s'agit d'observer les échanges d'une personne avec les autres pour comprendre son fonctionnement psychique. L'idée n'était pas nouvelle dans le monde de la psychothérapie, mais Eric Berne l'a traduite en de nombreux outils d'observation, d'analyse et d'intervention à destination des psychothérapeutes.

Qu'est-ce qu'une transaction en analyse transactionnelle ?
Eric Berne a appelé « transaction » une unité d'échange d'une personne avec une autre[1]. Son approche étant basée sur l'observation des échanges interpersonnels, le concept des transactions a été utilisé pour nommer cette approche psychologique.

Eric Berne espérait qu'un jour, peut-être, quelqu'un serait capable d'identifier en quelques instants les éléments de ce scénario, par l'observation des comportements de la personne[2]. Il y avait là de quoi stimuler les neurones[3]...

---

1. Ian Stewart, Vann Joines, *Manuel d'analyse transactionnelle*, InterEditions, 1991.
2. Eric Berne, *Analyse transactionnelle et psychothérapie*, Payot, 1995.
3. Taibi Kahler décrivit cette phrase d'Eric Berne comme un véritable défi, lors d'une interview en septembre 2000 conduite par Gérard Collignon et l'auteur.

L'étudiant

Au début des années 1970, un étudiant en psychologie, Taibi Kahler, répond au vœu de Berne par l'apport d'un nouveau concept à l'analyse transactionnelle, le mini-scénario, qui lui vaut en 1977 le prix scientifique Eric Berne. Fondé sur l'observation de séquences répétitives de comportements subtils lors de situations de stress, le **mini-scénario** est la description de *patterns* comportementaux sur un temps bref.

Pourquoi « mini-scénario » ?
Parce que c'est l'expression, sur quelques minutes, du scénario de vie décrit par Eric Berne.

Le mentor

Taibi Kahler, lorsqu'il raconte les débuts de la Process Communication, insiste sur le rôle important joué par Hedges Capers, qui, à l'époque, est l'un des collaborateurs d'Eric Berne et qui diffuse l'analyse transactionnelle à San Diego[1]. C'est avec lui que Taibi Kahler a découvert l'analyse transactionnelle, en 1968, au cours d'un stage intensif qui a été le déclencheur de ce qui allait suivre.

La montée en puissance de la théorie

Auprès de Hedges Capers, Taibi Kahler s'implique dans l'analyse transactionnelle et passe en même temps son doctorat en psychologie. Il traduit les mécanismes de défense de l'individu en un schéma comportemental identifiable, le mini-scénario. Ce schéma comprend un début, les **portes d'entrée** ou **drivers** (voir chapitre 7), une suite, avec des comportements de stress, et une fin, caractérisée par des sentiments désagréables comme la rage, le désespoir, la vengeance, le rejet, l'abandon, etc. Le défi intellectuel d'Eric Berne a trouvé sa réponse : Taibi Kahler devient capable d'identifier très rapidement le scénario de vie d'une personne, à partir de l'observation de ses comportements.

---

1. Raymond Hostie, dans *L'Âge adulte*, cite Hedges Capers parmi les 23 compagnons bâtisseurs de l'ITAA (Organisation internationale d'analyse transactionnelle). Taibi Kahler, dans les séminaires de 2001 et de 2002 réalisés en France, a précisé que Hedges Capers était l'ami et le thérapeute d'Eric Berne.

En 1970, dans un premier temps, Taibi Kahler cherche à compter le nombre de portes d'entrée vers les comportements de stress. Il en identifie cinq, qui ont chacune deux modalités, soit dix portes d'entrée (drivers) possibles dans un mini-scénario. Sur ces dix drivers, deux ans plus tard, il en repère six corrélés à des schémas de dysfonctionnement observables sous stress, d'où les six adaptations de base du modèle Process Communication. Avec cette dernière découverte, la Process Communication commence à se différencier de sa théorie mère, l'analyse transactionnelle.

Dans un deuxième temps, les recherches de Taibi Kahler l'amènent à compléter ces observations en les reliant à un autre concept : les « faims psychologiques » d'Eric Berne, qui deviendront les « besoins psychologiques » (voir chapitre 5). C'est la première clé du modèle qui est découverte. Taibi Kahler établit un lien entre les types de schémas de stress et les besoins ; autrement dit, si nos besoins psychologiques ne sont pas satisfaits, nous entrons dans des comportements de stress qui sont prévisibles.

Besoins psychologiques d'un perfectionniste

Si je suis perfectionniste (driver Sois parfait ; voir chapitre 7), il y a de très grandes chances pour que j'aie deux besoins psychologiques (voir chapitre 5). L'un est la reconnaissance du travail : il est important pour moi que les personnes de mon entourage professionnel et personnel voient mes réalisations, mon travail, m'en parlent, me valorisent (sans flatterie !), m'encouragent à continuer, voire me récompensent. L'autre est la structuration du temps : j'aime diviser et structurer le temps disponible. Par exemple, de 8 h 30 à 10 heures, je fais ceci ; ensuite, il me restera trois quarts d'heure avant mon rendez-vous de 10 h 45 pour finaliser mon intervention de la semaine prochaine, etc.

En 1971, Taibi Kahler découvre le lien entre les types de mini-scénarios et les types de scénarios. En 1972, il se demande quel est le point commun qui amène les individus en stress et découvre le concept de « mythes » (voir chapitre 9). En 1974, il écrit dans la *Revue d'analyse transactionnelle* un article sur les mini-scénarios[1], cosigné par Hedges Capers, qui finalise le concept dans un schéma à quatre temps :

1. le driver, porte d'entrée vers les comportements de stress ;

2. le temps où la personne vit l'influence du scénario ;

3. le temps où la personne projette cette influence sur son entourage, au travers d'attaques ou de revanches ;

4. le temps où la personne se retrouve seule et vit des sentiments désagréables : déprime, sentiment d'être rejetée, trahie, abandonnée, etc.

Pour pouvoir gérer ces sentiments négatifs qui marquent la fin d'une séquence de mini-scénario, la personne utilise les comportements de drivers. De cette façon, le mini-scénario tourne sur lui-même comme une petite roue dentée qui entraîne la grande roue du scénario de vie.

En 1975, grâce à ses échanges avec Paul Ware[2], Taibi Kahler introduit dans le modèle le concept de « perception » (voir chapitre 6). C'est la deuxième clé de compréhension des relations humaines de la Process Communication : la perception du monde varie suivant les personnalités, d'où les incompréhensions, les difficultés à travailler ensemble, en équipe, etc. Dans le milieu des années 1970, cette notion n'est certes pas nouvelle ; elle est même largement utilisée, notamment dans les recherches en programmation neurolinguistique, dans l'école de Palo Alto, etc. Ce qu'apporte de nouveau la Process Communication, c'est le fait d'identifier six, et seulement six, types de perception et de donner les moyens concrets de passer d'une perception à une autre pour améliorer les relations interpersonnelles.

---

1. Taibi Kahler, Hedges Capers, « Le mini-scénario », *Les Classiques de l'analyse transactionnelle*, vol. 2, pp. 41-58.

2. Psychiatre, actuellement directeur du département de psychiatrie de l'université de Louisiane. À l'époque de la rencontre avec Taibi Kahler, Paul Ware, analyste transactionnel, avait découvert que, selon les patients, il fallait être dans le registre de la pensée, ou de l'émotion, ou encore des comportements, afin d'établir une relation thérapeutique aidante (concept des « portes », qui décrit la façon de prendre contact avec le client [porte d'entrée], l'objectif thérapeutique [porte visée] et le type de relation à éviter avec le client [porte piégée]).

Vers la fin des années 1970, Taibi Kahler synthétise ces différentes données en trois niveaux de stress.

1. Le **premier niveau de stress** est celui de l'entrée dans le stress : les comportements drivers.

2. Le **deuxième niveau de stress** est caractérisé par des émotions et des comportements inappropriés, au sens où ils n'apportent pas de solutions aux situations vécues par la personne.

3. Le **troisième niveau de stress** est celui de l'isolement et du rejet des autres et de soi-même.

Au cours de ces années, Taibi Kahler a intégré dans ses descriptions les schémas de comportements positifs, passant ainsi de la notion d'« adaptation », qui décrit les dysfonctionnements, à la notion de « personnalité », qui décrit à la fois les dysfonctionnements et les comportements positifs (comme les qualités de la personne ou ses modes de communication préférentiels).

Le développement et la vérification : la NASA

En 1978, Taibi Kahler est appelé par le Dr Terry McGuire, chargé de la sélection des astronautes, afin d'intégrer la Process Communication aux outils déjà utilisés par la NASA. En effet, il semble très intéressant d'avoir un recruteur capable de prévoir les séquences comportementales de stress dans une équipe chargée de recruter des personnes qui vont s'aventurer dans l'espace, avec toutes les incertitudes que cela comporte.

Terry McGuire incite Taibi Kahler à créer un support écrit qui permette de faire une première sélection par questionnaire et d'avoir ainsi un inventaire de la personnalité des postulants. Cette demande a une conséquence inattendue qui remet quelque peu en cause le modèle. En effet, les nombreux inventaires réalisés élargissent le champ des corrélations statistiques établies par les premiers travaux de Taibi Kahler, qui ne portaient que sur mille personnes. Et là, surprise ! les résultats attendus ne sont pas au rendez-vous ! Taibi Kahler pensait que tel type de driver menait vers tel comportement de deuxième degré, associé à tel type de besoins psychologiques, etc. En réalité, seuls 30 % environ des résultats vont dans le sens des prévisions.

Les échecs contiennent souvent une opportunité d'amélioration, et c'est ce qui s'est passé avec le modèle Process Communication. Il s'enrichit alors d'un nouveau concept : la **Phase en lien avec les séquences de stress**. Taibi Kahler venait de découvrir une troisième clé du fonctionnement humain : les personnes ne restent pas toute leur vie dans les mêmes mécanismes de défense, mais changent et ajoutent des comportements à leur personnalité. Le concept de « Phase » (voir chapitre 4) apparu l'année précédente trouve sa validation dans la recherche statistique, qui démontre que cette Phase est corrélée aux niveaux de stress.

Le changement de Phase, constaté statistiquement, ne sera expliqué que quinze années plus tard par la découverte des « problématiques » (voir chapitre 9).

L'expansion

Les années 1980 voient la diffusion du modèle auprès des particuliers (un programme sur les relations de couple est créé) et surtout dans le monde de l'entreprise, à partir d'un module de formation pour managers, le **Process Communication Management** (ou **PCM**), et de ses applications selon les besoins de l'entreprise : management, relations commerciales, formations top managers, gestion de conflits, cohésion d'équipe, gestion du stress, etc. La Process Communication sort du monde de la psychologie clinique, pour proposer ses apports théoriques et pratiques au monde de l'entreprise.

Taibi Kahler et son équipe élaborent des exercices, des schémas explicatifs, des supports de stage et des déroulements pédagogiques. Il s'agit de donner en quelques journées à des managers, qui passent plus de 50 % de leur temps professionnel à gérer des personnes sans avoir pour autant des connaissances particulières en la matière, les moyens de comprendre le fonctionnement de leur interlocuteur, d'identifier les styles de management qui seront efficaces et ceux qui ne le seront pas, et d'apprendre à gérer les conflits entre personnes. Il faut des outils rapidement utilisables sans être simplistes, efficaces sans être manipulateurs. La Process Communication apporte une éthique de la relation, par la prise en compte de la différence de l'autre, et des outils concrets pour faire de cette différence une source d'enrichissement mutuel plutôt que d'opposition ou de conflit.

Le Process Communication Management commence à s'exporter vers les pays étrangers.

Quand les Français ont-ils découvert le modèle ?
En 1987-1988, lors de la première formation conduite par Taibi Kahler. Il s'agissait d'un cycle de dix-huit jours pour former des formateurs. Certains éléments théoriques et pratiques avaient déjà passé l'Atlantique par le biais d'articles techniques ou de quelques Européens qui avaient été chercher la connaissance aux États-Unis, mais c'était la première fois que des Français découvraient l'approche dans sa globalité.

La recherche continue

Par la suite, Taibi Kahler a l'opportunité d'être le consultant de Bill Clinton, qu'il forme à la Process Communication. Il étudie la communication politique et perfectionne les concepts de communication avec la Base et la Phase (voir chapitre 5).

D'autres concepts viennent enrichir le modèle pour expliquer le fonctionnement intime des six personnalités : les « questions existentielles », puis les « problématiques » (voir chapitre 9).

Ces derniers apports, qui ne sont pas enseignés systématiquement dans le séminaire Process Communication, retrouvent, depuis 2003, les premiers outils thérapeutiques de Taibi Kahler et des données cliniques plus récentes. Cet ensemble de concepts va se structurer, en 2008, dans la Process Thérapie. Ainsi, le modèle Process revisite en quelque sorte ses origines cliniques, en proposant une gamme d'outils d'accompagnement au niveau personnel. Ce qui permet, en 2008, à Taibi Kahler de distinguer deux ensembles d'outils dans son modèle : la Process Communication et la Process Thérapie.

La diffusion de la Process Communication

Les séminaires et l'inventaire de personnalité

La Process Communication est diffusée essentiellement au travers de séminaires, axés sur un thème personnel ou professionnel, au cours desquels sont enseignées la gamme d'outils et la philosophie d'intervention. Le choix du déroulement pédagogique et des outils est fonction du public et des objectifs pédagogiques.

À chaque stage correspond un inventaire de personnalité qui permet d'établir le profil de chaque participant. Cet **inventaire de personnalité**, inspiré des questionnaires mis au point pour le recrutement NASA, est composé des questions ayant les meilleures corrélations statistiques. Il donne aux stagiaires un descriptif de leur type et de leur structure de personnalité et leur permet d'apprendre le modèle au travers non seulement des apports théoriques, mais également de la description personnelle que donne l'inventaire de chacun des concepts abordés.

Le modèle Process Communication est-il applicable dans toutes les cultures ?
Oui. La culture détermine des « codes de comportements », du type « dans telle situation il est bien de … ». Chacun de nos six types de personnalité perçoit ces codes culturels à sa propre façon. Ainsi, au Japon, il peut être considéré comme inconvenant de dire « non », alors qu'en Occident, cela peut être qualifié de franchise. Refuser une offre, au Japon, demande donc plus de « diplomatie ». Chacun des six types de personnalité va vivre et exprimer cette « diplomatie » de façon différente.

Ce mode de transmission a été le seul pendant les années 1980 et 1990 ; la parution de livres sur le modèle est relativement récente, car il est difficile de transmettre des notions comportementales au travers de l'écrit. Nous essayons de pallier ici cet inconvénient en vous proposant des exercices pour vous inciter à la prise de conscience et à l'entraînement comportemental.

Kahler Communication International

Kahler Communication International veille au développement du modèle Process Communication dans le monde. De 1982 au début 2006, plus de 650 000 inventaires ont été réalisés, dont 70 % aux États-Unis. Le modèle s'est également développé en Argentine, au Brésil, au Pérou, en République dominicaine, au Mexique, à Porto Rico, au Canada, en Nouvelle-

Zélande, en Australie et au Japon, mais aussi bien sûr en Europe et notamment en France. À l'heure actuelle, le nombre d'inventaires réalisés au niveau mondial approche le million.

Cette diffusion montre que le modèle est applicable quelle que soit la culture. Aux États-Unis, la population est composée de 30 % de personnes de base Empathique, 25 % de personnes de base Travaillomane, 20 % de personnes de base Rebelle, 10 % de personnes de base Rêveur, 10 % de personnes de base Persévérant et 5 % de personnes de base Promoteur. En France, les pourcentages sont assez équivalents à ceux de la culture américaine.

Kahler Communication International est relayé dans certains pays par des structures nationales agréées.

Kahler Communication Europe (KCE)[1]

Cette structure, dirigée par Bruno Dusollier, formateur et master[2] certifié, est installée en région parisienne. KCE assure la diffusion du modèle hors de France en Europe, anime le réseau des licenciés[3] et formateurs, et veille à la protection du copyright en Europe hors France et Finlande. De plus, KCE assure, avec le licencié national quand il existe, la formation et la certification des nouveaux formateurs et traite les inventaires pour les pays sans licenciés.

Des licenciés nationaux développent le modèle et animent le réseau de formateurs en Allemagne, en Suisse, en Autriche, en Belgique, au Luxembourg, en Italie, en Grande-Bretagne, en Hongrie et en Roumanie. En Espagne et aux Pays-Bas, des formateurs, rattachés directement à KCE, enseignent le modèle de manière régulière.

---

1. Merci à Bruno pour ce paragraphe sur la structure KCE.
2. Personne habilitée à certifier des formateurs.
3. L'approche Process Communication est développée dans chaque pays par une personne (et/ou une structure) qui diffuse sous licence la formation des formateurs, les formations en entreprise et réalise les inventaires décrivant la structure de personnalité des stagiaires suivant un séminaire Process Communication. Lorsqu'il n'y a pas de licencié national, cette fonction de diffusion et de surveillance du modèle est assurée par une structure continentale (comme en Europe) ou par Taibi Kahler et son équipe.

Kahler Communication France (KCF)

Structure nationale diffusant la Process Communication en France, KCF est dirigé par Gérard Collignon, formateur et master certifié. La France a été l'un des premiers pays à diffuser le modèle : la première formation de formateurs a eu lieu en 1987 (le modèle était présent en Belgique auparavant).

À ce jour, 100 000 inventaires environ ont été réalisés en France, ce qui place notre pays parmi les meilleurs diffuseurs du modèle (au début 2007, environ 10 % des inventaires mondiaux sont français).

KCF organise la formation de formateurs en France et traite les inventaires pour les formateurs ainsi formés (dits « formateurs certifiés »). Ces formateurs constituent un réseau de professionnels animant les séminaires pour les entreprises et les particuliers au travers de stages « intra » et « inter »[1]. Plus de 140 formateurs ont animé au moins un séminaire Process Communication en 2007.

À ces deux missions de base, KCF ajoute les formations en entreprise, où le modèle est enseigné aux cadres et aux dirigeants et orienté vers le management : personnalisation de la relation avec les collaborateurs, développement de la cohésion des équipes, accompagnement du changement. Ainsi, KCF est à la fois animateur du réseau de formateurs et partie intégrante de ce réseau.

KCF propose également depuis quelque temps une application du modèle aux recruteurs et aux coachs.

La dernière application arrivée en France est la Process Thérapie à destination des professionnels de l'accompagnement personnel – psychothérapeutes, psychiatres, psychanalystes, psychologues, life coachs.

Gérard Collignon est entouré d'une équipe de formateurs et d'assistantes dont le dynamisme et le professionnalisme sont à l'origine de nombreuses réalisations : notamment, un DVD pédagogique en français présentant les concepts du modèle au travers de saynètes

----

1. **Stage intra-entreprise** : formation réalisée par une entreprise pour ses salariés. **Stage interentreprises** : formation ouverte à des personnes de différentes entreprises et aux particuliers.

illustrant les communications professionnelles, la création et l'animation de deux sites Internet et l'organisation du premier congrès mondial de la Process Communication, qui s'est tenu à Paris en 2005.

Les adresses des deux sites français http ://www. processcom.com et http ://www.kcf.fr

Le dernier « fait d'armes » de cette équipe est la création d'un jeu pédagogique permettant de manipuler les concepts du modèle aussi bien en stage de formation qu'en équipe de travail ou en famille. Ce jeu a été présenté par l'équipe française lors du deuxième congrès mondial de la Process Communication qui s'est déroulé aux États-Unis à l'été 2007 et a été accueilli avec enthousiasme par les participants.

La protection du modèle

Cette déclinaison en structures mondiale, continentales et nationales permet de protéger le modèle contre les « piratages » et autres contrefaçons. En effet, la pertinence et l'efficacité de la Process Communication sont telles que le modèle est régulièrement copié de façon plus ou moins bien dissimulée.

La formation de formateur dure dix-huit jours et est sanctionnée par un examen au cours duquel le candidat doit montrer sa maîtrise du contenu et sa capacité à enseigner aux six types de personnalité en utilisant la pédagogie adéquate.

Vérifier la validité d'une formation

Si vous avez l'occasion de participer à une formation Process Communication, vous avez deux moyens de vous assurer que vous êtes guidé dans la découverte du modèle Process Communication par un formateur habilité à la conduire.

D'une part, vous bénéficiez d'un inventaire de personnalité. À chaque type de séminaire (management, cohésion d'équipe, etc.) correspond un inventaire différent.

D'autre part, vous pouvez retrouver le nom des formateurs certifiés sur le site Kcf.fr : il y a actuellement environ 350 formateurs certifiés en France (le site Process.com donne également le nom des coachs et des psychothérapeutes agréés Process Communication).

Le développement

Taibi Kahler a créé le modèle Process Communication à partir de sa découverte en analyse transactionnelle des drivers et des mini-scénarios.

Ses différentes découvertes l'ont amené à passer de la notion d'adaptation (description des comportements de défense) à la notion de personnalité (description des comportements de défense et d'autonomie) et à créer ainsi le modèle Process Communication.

De 1982 à 2007, un million de personnes dans le monde ont suivi un stage Process Communication, dont 100 000 en France.

Chapitre 3

Le cœur du modèle

La Process Communication repose sur deux principes fondamentaux :

1. En communication, la forme a plus d'importance que le fond.
2. Nous avons tous un type de personnalité de Base qui correspond à l'un des six types de personnalité : Empathique, Travaillomane, Persévérant, Rêveur, Rebelle ou Promoteur.

La forme et le fond / le processus et le contenu

La façon de dire compte plus que ce qui est dit. Dans un échange, les interlocuteurs ont la volonté de transmettre et de recevoir des messages, qui peuvent être des informations, des émotions, des réflexions, des intentions, des décisions, etc. La qualité de la réception d'un message dépend de la qualité de la relation entre les interlocuteurs. Aussi, lorsque la forme, ou processus, est adaptée au récepteur, ce dernier a accès au message avec un minimum de déperdition. S'il y a désaccord, il ne porte que sur le contenu échangé, sans détériorer la relation. Les interlocuteurs restent alors dans une situation d'écoute et de recherche de compréhension mutuelle. Mais si le désaccord porte sur la relation, nous parlons de conflit. Le **conflit** est une relation qui s'enferme sur elle-même, chacun des protagonistes étant confronté à la réception d'un message déformé. Plus la relation est dégradée, plus les messages reçus sont déformés par la mauvaise communication.

Les six personnalités

Rencontrons maintenant nos six personnalités dans un environnement professionnel. Pour des raisons pédagogiques, les six exemples choisis sont des responsables d'équipe dans une société suffisamment importante pour montrer des fonctions hiérarchiques spécialisées.

Type Empathique

Charmante, tout sourire, attentive aux arguments de son interlocuteur, Émilie est en grande conversation avec l'un de ses collègues. À son habitude, sa tenue est soignée, évitant les excès à la fois du tape-à-l'œil et de la sévérité guindée. Dans son bureau, le mobilier confortable, la luminosité, les plantes, les photos semblent concourir à créer une ambiance sympathique et détendue où chacun peut se sentir à l'aise lors des réunions de travail. Émilie parle de son ressenti vis-à-vis du projet et de l'importance de l'accompagnement des différents personnels pour la mise en place des nouvelles technologies de fabrication dans les ateliers de l'entreprise. Son interlocuteur apprécie sa qualité d'écoute, sa connaissance des personnes de l'entreprise et la pertinence de ses conseils lorsqu'il s'agit de la dimension humaine des projets.

Points forts	Sensible, compatissante, chaleureuse
Échanges	Basés sur le ressenti et exprimés sur un mode chaleureux et impliqué affectivement Préférence pour prendre l'initiative de l'échange
Environnement	Accueillant, agréable, confortable, personnalisé, chaleureux
Compétences	S'occuper des autres Installer une ambiance Créer une communication, un contact Fidéliser une clientèle, des fournisseurs, des partenaires professionnels Prendre soin Prendre en charge
Besoins	Être reconnue en tant que personne Faire partie d'une équipe manifestant de la chaleur humaine et du soutien Connaître de façon personnelle ses interlocuteurs Procurer du bien-être

Type Travaillomane

Après avoir écouté la logique et l'argumentation de son interlocuteur, Thierry pose des questions techniques et réfléchit avec lui aux différents schémas d'implantation possibles du nouveau plateau technique. Rationnel, méthodique, Thierry passe en revue les avantages et les inconvénients des différents projets en les comparant au cahier des charges fourni par la direction. Les armoires de son bureau semblent une source inépuisable d'informations, de livres, d'articles, de revues et de comptes rendus de réunions. Au cas où Thierry ne pourrait obtenir l'information désirée, l'accès à Internet est là avec toutes les ressources que l'on sait. Thierry est, en effet, un consommateur d'information. Sa tenue vestimentaire, sobre, bien mise, nette, est à l'image de son bureau : fonctionnelle et conforme au style de l'entreprise. Thierry fait une synthèse de la discussion en quatre hypothèses de travail possibles. Il détaille les intérêts et les contraintes liés à chacune de ces hypothèses en permettant à son interlocuteur de faire un choix à partir d'une analyse factuelle. Celui-ci apprécie la capacité de Thierry à classer les informations, sans préjugés ni volonté de convaincre, en fonction des paramètres étudiés.

Points forts	Logique, organisé, responsable
Échanges	Basés sur les faits et exprimés sur un mode informatif et intellectualisé Préférence pour prendre l'initiative de l'échange
Environnement	Fonctionnel, rangé, ergonomique
Compétences	Analyser et classer les informations pour en dégager des décisions Rassembler de l'information Élaborer des hypothèses de travail Expliquer des points techniques Planifier et organiser une action Codifier en procédures les actions récurrentes
Besoins	Être reconnu pour son travail Avoir un environnement structuré Respecter et faire respecter les plannings et les horaires Travailler avec des professionnels compétents et organisés Réfléchir en petit groupe à des problèmes techniques

Type Persévérant

Le bureau de Paul est à son image : traditionnel et discrètement personnalisé. La charte de qualité de l'entreprise est affichée, non loin du calendrier envoyé par ce client japonais si satisfait des services de l'entreprise qu'il ne manque pas, depuis cinq ans, d'envoyer chaque année à Paul un exemplaire dédicacé. Le tout encadre cette maxime d'Abraham Lincoln : « Mieux vaut ne pas changer d'attelage au milieu du gué. » Devant son responsable hiérarchique qui lui parle d'un projet de certification qualité en lien avec le respect de l'environnement, Paul pose des questions précises, s'informe des buts poursuivis par le comité de direction et rappelle les valeurs essentielles de la société. Précis, parfois incisif, Paul recherche la cohérence entre le projet et les intérêts de l'entreprise, entre le discours du comité de direction et les impératifs financiers liés à l'ampleur du projet et repère les points d'amélioration possibles dans la conduite du projet. Au travers de ses interventions, Paul est en train de juger ce projet et sa pertinence et, ainsi, de se forger une opinion quant à l'intérêt et à la faisabilité d'une telle certification. Son responsable hiérarchique est satisfait, car il va pouvoir, à partir de cette conversation, bâtir un dossier argumenté à présenter à la prochaine réunion du comité de direction.

Points forts	Observateur, consciencieux, dévoué
Échanges	Basés sur des opinions et exprimés sur un mode informatif et intellectualisé Nette préférence pour « garder ses distances »
Environnement	Fonctionnel, personnalisé de manière à exprimer ses valeurs
Compétences	Exprimer un jugement ou une opinion Respecter et faire respecter les engagements Se focaliser sur les points fondamentaux Conduire un projet de A à Z Transmettre des valeurs « Tenir le cap » dans les difficultés
Besoins	Être reconnu pour son travail Être reconnu pour ses convictions, sa philosophie personnelle Être sollicité pour donner son avis S'engager sur des projets traduisant ses valeurs personnelles, qui auront de l'impact sur la façon de travailler Travailler ou échanger avec des personnes qu'il respecte

Type Rêveur

Le bureau est calme, sobre. Une baie vitrée donne sur la pelouse et les arbres entourant l'entreprise, où Romane semble trouver des sources d'inspiration. Elle reste pensive devant le mail du responsable marketing qui lui demande de participer à la création des nouveaux produits pour les deux ans à venir. Son visage s'éclaire d'un très léger sourire : « Toujours aussi direct, notre Pierrick », se dit-elle. « Réfléchis aux tendances du marché, prends ton temps pendant dix minutes et apporte tes idées, j'en ferai des dollars ! » C'est la troisième fois que Romane ouvre ce mail. Elle a noté des idées éparses. Cette fois-ci, elle est prête à répondre et reprend les idées pour les mettre quelque peu en forme. Ses doigts tapent sur le clavier, tandis que son esprit vagabonde et établit des rapprochements entre de nombreuses informations variées : les tendances du marché, le flop du dernier lancement, cette OPA lancée l'été dernier qui a déstabilisé le marché, sa conversation avec ce nouveau commercial, ses derniers achats de Noël, les soucis du responsable SAV…

Son mail de réponse résume clairement les trois tendances qui lui paraissent émerger du marché. Elle imagine Pierrick devant sa réponse : il est satisfait de la synthèse et des propositions faites, mais se pose des questions sur le positionnement de la concurrence. Romane ajoute quelques informations à ce sujet, envoie son message et planifie dans son organiseur un point avec Pierrick d'ici à une semaine pour un retour d'information.

Points forts	Imaginative, calme, réfléchie
Échanges	Basés sur une directive claire, une attente précise Nette préférence pour travailler seule, à son propre rythme et à sa façon
Environnement	Sobre, sans décoration particulière Fenêtres donnant sur un grand espace, nature, etc.
Compétences	Travailler sur des tâches répétitives Utiliser l'imaginaire Manier l'abstraction, la théorie Travailler avec des directives précises
Besoins	Travailler à son rythme Avoir un espace personnel qui lui permet de s'isoler si besoin Savoir ce que l'on attend d'elle

Type Promoteur

Direct, efficace, concret, Pierrick décrit brièvement le plan d'action qu'il compte mettre en œuvre pour corriger les résultats de ventes de la nouvelle gamme de produits, qui rencontre des difficultés. Son interlocuteur, quelque peu sous le charme, écoute, en se disant que plus la pression est forte, plus Pierrick semble performant. « Je rencontrerai les équipes de vente demain matin. Un quart d'heure, ce sera suffisant. S'ils assurent et suivent mes directives, nous devrions impressionner le patron. J'ai déjà pris quelques contacts et, si cela se confirme, nous serons dans les prévisions de nos chers spécialistes des analyses de marché dès la fin du trimestre. » Pierrick fait le tour de son superbe bureau, tout en jouant avec son portable dernier cri. Au mur, quelques photos : le raid en 4x4 qu'il a réalisé dernièrement avec son équipe, une soirée au restaurant avec l'un de ses amis conseiller général. « Demain, je saurai ce qu'il est possible d'obtenir dans l'immédiat. Appelez-moi à midi, je serai en mesure de vous proposer une solution rapide. Prévoyez l'achat de champagne, pour la fin du trimestre : ça devrait être utile pour la motivation de l'équipe. » Sur cette note d'encouragement, son interlocuteur repart satisfait et confiant. L'entretien a été rapide, concret, et Pierrick a montré sa capacité à transformer une situation difficile en défi où des opportunités apparaissent comme réalisables à court terme.

Points forts	Persuasif, charmeur, adaptable
Échanges	Basés sur l'action Nette préférence pour saisir les opportunités
Environnement	Environnement plutôt moderne qui montre sa réussite sociale
Compétences	Relever des défis Être direct, ferme Aller à l'essentiel Foncer Agir avec peu d'information Saisir les opportunités
Besoins	Les challenges Les situations impossibles à résoudre La compétition Vivre intensément Vivre des situations hors du commun Passer de groupe en groupe

Type Rebelle

Rachel joue avec l'un des innombrables gadgets qui égaient son bureau, tout en écoutant son interlocuteur lui parler des difficultés informatiques liées à la mise en réseau de la dernière application. « Bon, je résume… Il est 16 heures… Les écrans de saisie sont HS… Les transferts d'info sont bloqués… Les grands patrons du com' dir' ont peur de passer une nuit blanche… Et tous veulent me voir pour me dire à quel point ils m'aiment… »

Son collaborateur est stupéfait de l'énergie de Rachel. « Bon, nous allons répartir le travail : pendant que j'appelle le big boss pour qu'il me passe un savon en me disant ce qu'il y a d'urgentissime, toi, tu prépares le café et tu appelles l'équipe. Ensuite, tout le monde s'y met. On discute sérieusement avec la machine et… elle va me cracher ce qu'elle a à me dire… avant ma soirée cinéma avec les copines à 22 heures. »

Points forts	Spontanée, créative, ludique
Échanges	Basés sur des interactions enthousiastes et énergiques Nette préférence pour réagir aux événements
Environnement	Stimulant, coloré, surprenant et original, avec des décorations et des gadgets
Compétences	Se mobiliser rapidement sur un projet Apporter des réponses originales aux situations rencontrées Créer une ambiance
Besoins	Les contacts L'originalité L'inattendu Les relations décontractées Travailler en équipe, un peu en marge des fonctionnements habituels Passer de groupe en groupe

Vos préférences II

Ces six descriptions complètent les six présentations du chapitre 1. Là encore, vous pouvez vous demander avec lesquels de ces personnages vous auriez plaisir à travailler et avec lesquels ce serait plus difficile, et classer ces préférences dans un ordre croissant.

Les postulats de la Process Communication

En communication, la forme a plus d'importance que le fond.

Nous avons tous une base en l'un des six types de personnalité : Empathique, Travaillomane, Persévérant, Rêveur, Rebelle ou Promoteur.

Chapitre 4

Les concepts fondamentaux

La Base

L'un des six types de personnalité est notre personnalité de Base. La Process Communication appelle **Base** le type de personnalité le plus ancien et le plus important dans notre relation aux autres et au monde. Nous pouvons ainsi être de Base Empathique, Travaillomane, Persévérant, Rêveur, Promoteur ou Rebelle. La Base détermine nos qualités, notre mode de communication, notre perception du monde et nos préférences environnementales. La Base est visible chez un enfant dès l'âge de deux ans, et parfois même avant. Elle regroupe les fonctionnements qui resteront constants au cours de notre vie.

La Phase

La **Phase** est le type de personnalité qui décrit nos sources de motivation dans la vie (ce que nous appelons « besoins psychologiques » ; voir chapitre 5) et nos possibles relations conflictuelles (ce que nous appelons « séquence de mécommunication » ; voir chapitre 7). Nous pouvons avoir une Base et une Phase identiques, et dans ce cas notre mode de communication, notre perception du monde, nos sources de motivation et nos modes de conflit sont exprimés par le même type de personnalité, ou nous pouvons avoir une Base et une Phase différentes, et dans ce cas le mode de communication et la perception du monde sont ceux d'un type de personnalité (celui de la Base), tandis que les sources de motivation et les modes de conflit sont ceux d'un autre type (celui de la Phase).

L'immeuble

Notre façon d'être n'est pas seulement constituée de notre Base et de notre Phase. Nous utilisons tous les types de personnalité à des degrés divers. La Process Communication emploie la métaphore de l'**immeuble** pour expliciter l'utilisation de tous les types de personnalité par un même individu. Imaginez que vous êtes propriétaire d'un immeuble de six étages. Au rez-de-chaussée se situe votre Base. Les cinq étages suivants représentent les cinq autres types de personnalité par ordre décroissant d'utilisation. Vous adoptez des comportements différents selon l'étage auquel vous vous trouvez.

Six étages ?
Les six étages représentent les six types de personnalité que nous avons en nous.

Le nombre de combinaisons possibles est donc de 6 (pour la Base) x 5 (pour le 2e étage) x 4 (pour le 3e étage) x 3 (pour le 4e étage) x 2 (pour le 5e étage) x 1 (pour le 6e étage).

Soit 6 x 5 x 4 x 3 x 2 x 1[1] = 720 immeubles différents.

Un immeuble parmi 720

Promoteur
Rêveur
Rebelle
Persévérant
Travaillomane
Empathique

Dans cet exemple, la personne est de Base Empathique. Elle entre en relation avec les autres avec ce type de personnalité, en étant chaleureuse, agréable, en parlant de ses ressentis et de ses émotions. Si ses besoins du type Empathique sont satisfaits[2], cette personne montre des comportements de type Travaillomane, par exemple en structurant le temps ou en posant des questions pour s'informer. Ensuite, c'est l'étage Persévérant qui se manifeste en parlant de

---

1. Soit factorielle 6 (6 !).
2. Dans le cas où cette personne est de Base et de Phase identiques.

valeurs, d'éthique… Si la relation est très satisfaisante, nous voyons apparaître le type Rebelle au travers d'interactions ludiques. Les comportements les plus rares chez cette personne sont ceux des types Rêveur et Promoteur.

L'ascenseur : les facilités de communication

L'utilisation des différents étages est explicitée métaphoriquement par la notion d'**ascenseur**. Plus les besoins de la personne sont satisfaits, plus elle utilise son ascenseur pour accéder aux étages supérieurs, autrement dit plus elle montre naturellement les comportements des étages supérieurs.

Chaque étage est représenté avec une largeur différente en fonction de l'utilisation du type de personnalité correspondant. La forme de pyramide « en degrés » traduit la capacité de communication dont fait preuve une personne à chacun des étages de son immeuble.

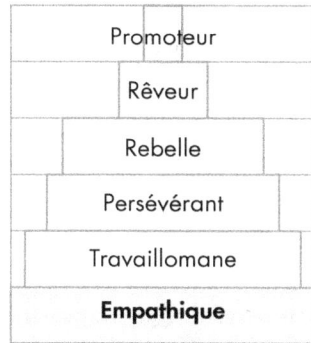

| Promoteur |
| Rêveur |
| Rebelle |
| Persévérant |
| Travaillomane |
| **Empathique** |

Reprenons notre exemple. Nous pouvons décrire les compétences en communication de cette personne. Sa communication est efficace et agréable avec les types Empathique, Travaillomane et Persévérant. Avec le type Rebelle, ses capacités commencent à diminuer, et elle a probablement besoin de développer son aptitude à communiquer avec les types Rêveur et Promoteur, si elle se trouve régulièrement en relation avec ces types de personnalité. En effet, elle ne peut rester que très peu de temps en bonne communication avec eux et cela lui demande beaucoup d'énergie.

Potentiel de communication et utilisation

Nous possédons tous le potentiel nécessaire pour communiquer avec chacun des six types de personnalité, mais notre facilité à communiquer avec chacun d'eux dépend de notre Base, qui est notre mode habituel d'échange avec les autres, et de la fluidité de déplacement de notre ascenseur.

Le **potentiel de communication** à tous les étages de l'immeuble est détectable lorsque la personne joue un personnage dans une pièce de théâtre, participe à un jeu de rôle durant une formation ou réalise toute autre activité qui demande de sortir de ses comportements habituels. Elle peut alors, en « rentrant » dans le personnage joué, montrer des attitudes inhabituelles pour elle, correspondant à un type de personnalité qu'elle utilise peu dans son fonctionnement quotidien.

Deux facteurs permettent de mettre en activité notre ascenseur : l'énergie disponible et les sollicitations de l'environnement.

L'énergie disponible

L'énergie nécessaire pour activer l'ascenseur provient de la satisfaction de nos besoins psychologiques de Phase (voir chapitre 5). Mieux ces besoins sont satisfaits, plus nous utilisons nos capacités de communication avec des types de personnalité différents (le lien entre les besoins psychologiques de Phase et l'énergie de l'ascenseur sera explicité au chapitre suivant).

Les sollicitations de l'environnement

Selon les personnes que nous rencontrons de façon régulière, nous développons ou non ce potentiel de communication qui est situé dans les étages supérieurs de notre immeuble. Des rencontres variées vont solliciter des modes de communication variés.

Reprenons notre exemple. La personne utilise peu le mode de communication du type Promoteur. Il se peut tout simplement qu'il n'y ait pas de personnes de type Promoteur dans son environnement et que, de ce fait, elle n'ait pas développé ce potentiel.

En calculant le rapport entre le potentiel et l'utilisation, nous obtenons 15 %. Cela signifie que cette personne devra venir se ressourcer plus fréquemment dans sa Phase lors d'un échange avec une personne de Base ou de Phase Promoteur.

Cette faible utilisation risque d'engendrer des difficultés si la personne est amenée à travailler régulièrement avec des personnes de Base ou de Phase Promoteur et n'a pas l'énergie nécessaire pour activer son ascenseur jusqu'au dernier étage de son immeuble.

Exercice en imaginaire : six fois dix minutes

Voici un exercice que propose Taibi Kahler. Imaginez que vous prenez une heure et que vous la divisez en six tranches de dix minutes. Chacune des tranches sera employée à vivre à un étage de l'immeuble. Imaginez maintenant qu'un formateur en Process Communication vous propose de passer dix minutes à l'étage Empathique à échanger avec lui votre ressenti, en parlant de vos émotions liées à cette rencontre. Puis, les dix minutes suivantes, il vous propose d'aller à votre étage Travaillomane et de classer vos différentes activités selon le pourcentage d'occupation qu'elles représentent pour vous. Ensuite, à l'étage Persévérant, il vous demande d'expliciter vos valeurs en lui présentant votre philosophie de vie. Vous poursuivez en passant dix minutes à l'étage Rebelle, à raconter toutes les blagues que vous connaissez. Les dix minutes suivantes sont dédiées au Promoteur avec une petite partie de poker, ou de dés, dont l'enjeu est de payer l'apéritif. Le dernier temps de cette heure est consacré à l'étage Rêveur, avec une méditation de dix minutes.

Classez ces activités par ordre préférentiel, selon la difficulté ou le plaisir qu'elles représentent pour vous, afin d'ébaucher une représentation de votre immeuble.

Les changements de Phase

Deux personnes sur trois traversent au cours de leur vie au moins une modification de leur structure de personnalité : elles changent de Phase.

Le **changement de Phase** (ou **phasing**) modifie deux paramètres de notre mode de relation :

Quand change-t-on de Phase ?
Dans 98 % des cas, un changement de Phase fait suite à une période de stress longue et intense.

- *Ce qui nous donne de l'énergie* : nos besoins psychologiques (voir chapitre 5) changeant, ce sont nos sources de motivation, ce que nous recherchons dans la vie, notre façon de nous ressourcer et nos centres d'intérêt qui changent aussi.

© Groupe Eyrolles

39

- *Nos séquences de stress :* chaque type de personnalité montre une séquence spécifique de comportements (voir chapitre 7). Le changement de Phase amène donc la personne à changer ses séquences conflictuelles, pour adopter les comportements de stress d'un autre type de personnalité.

Pour poursuivre la métaphore de l'immeuble, la personne déménage de l'étage où elle vit pour emménager à l'étage immédiatement supérieur. En faisant cela, elle ne change pas uniquement ses comportements, comme lorsqu'elle utilise l'ascenseur. Elle modifie sa façon de vivre, de penser, de ressentir et d'agir, à tel point que son entourage peut percevoir cette évolution comme un changement important, voire surprenant. La nouvelle Phase peut en effet amener à développer des qualités et des comportements très différents : changement de travail, de région, d'amis, de conjoint, de loisirs… Ou alors, l'on ne voit rien de tout cela, car c'est seulement la façon de vivre ces différentes activités qui a changé. Par exemple, la personne ne change pas de travail, mais son implication se modifie, elle attache désormais plus d'importance à un autre aspect de son activité professionnelle.

Est-ce mieux de changer de Phase ? Ni mieux ni pire ! C'est seulement une façon différente de vivre sa vie.

Dans la plupart des cas, le temps du changement de Phase est une période de stress longue et intense, qui a un impact sur les domaines personnel et professionnel. Il y a de grandes chances que la personne se vive en conflit avec elle-même et avec les autres. Après ce temps difficile, elle retrouve une cohérence interne et réajuste ses relations avec sa nouvelle façon de vivre.

Dans certains cas (moins de 5 %), le changement de Phase n'est pas dû au stress, mais à une évolution spirituelle ou à un changement brusque du mode de vie (gain d'une grosse somme d'argent, par exemple).

Les deux tiers de la population étudiée par Taibi Kahler connaissent au moins un changement de Phase au cours de leur vie. Certaines personnes vivent plusieurs changements de Phase. Le temps minimal de vie dans une Phase est de deux ans. Lorsqu'une personne change de Phase, elle peut « s'installer » tout le restant de sa vie dans cette nouvelle façon d'être, ou changer de nouveau.

Comme, à chaque changement, la personne développe les points forts du type de personnalité qui est sa nouvelle Phase, il existe six façons différentes de vivre dans chacun des 720 immeubles. En effet, la Phase peut être identique à la Base (c'est le cas d'une personne sur trois), la Phase peut se situer au deuxième étage (très courant),

Âge et nombre de Phases ?
Il n'y a pas de lien entre l'âge d'une personne et le nombre de Phases vécues[1]. On peut être jeune et avoir effectué plusieurs changements de Phase, ou à l'inverse être assez âgé et avoir Base et Phase identiques.

au troisième, au quatrième, au cinquième ou au sixième étage (rare)[2]. Cela donne 720 x 6 = 4 320 immeubles différents.

Un immeuble parmi 4 320

Dans cet exemple, la personne est de Base Rebelle, ce qui signifie qu'elle entre en relation avec les autres avec ce type de personnalité, en étant ludique, spontanée et créative.

Elle a vécu une Phase Promoteur et elle est actuellement en Phase Travaillomane. Elle a donc vraisemblablement vécu deux moments de stress forts dans sa vie (au passage de Rebelle à Promoteur, puis de Promoteur à Travaillomane). Ce qui intéressait cette personne lorsqu'elle était en Base et Phase Rebelle, c'étaient les contacts, la nouveauté, l'inattendu. Lorsqu'elle est passée en Phase Promoteur, son besoin psychologique est devenu l'excitation : elle recherchait les situations intenses.

Rêveur
Persévérant
Empathique
Travaillomane
Promoteur
Rebelle

---

1. Traitement statistique effectué par l'auteur sur une population française de 700 personnes.
2. 1 changement de Phase : 28 % de la population ; 2 changements : 20 % ; 3 changements : 15 % ; 4 changements : 3 % ; 5 changements : 1 %. Source : Taibi Kahler, cité par Gérard Collignon et Pascal Legrand, « Coacher avec la Process Communication », InterEditions, 2006.

Maintenant, dans sa Phase Travaillomane, elle recherche la reconnaissance pour son travail et la structuration de son temps.

Lorsqu'elle active son ascenseur, elle montre des comportements du type Empathique (l'étage immédiatement au-dessus de sa Phase), puis du type Persévérant et enfin du type Rêveur.

Structure et type de personnalité

Le **type de personnalité** désigne l'une des six façons d'être : Empathique, Travaillomane, Persévérant, Rêveur, Promoteur ou Rebelle. La **structure de personnalité** désigne l'agencement des six types dans l'immeuble : l'ordre décroissant des six types et la hauteur de la Phase. L'utilisation des six types de personnalité par la personne est décrite par l'une des 4 320 structures de personnalité.

Nombre maximal de changement de Phase ?
Le nombre maximal de changements de Phase est de cinq. Ce qui amène la Phase au dernier étage de l'immeuble de la personne. 1% de la population est dans ce cas.

Les concepts fondamentaux

L'un des six types de personnalité est notre Base. C'est le type de personnalité le plus ancien et le plus important dans notre relation aux autres et au monde.

Le modèle Process Communication compare l'utilisation des six types de personnalité à un immeuble de six étages ayant la Base pour rez-de-chaussée et les cinq autres types rangés en ordre décroissant d'utilisation dans les étages.

Il existe 720 combinaisons possibles d'immeubles.

Les comportements des étages supérieurs sont activés par l'utilisation de l'ascenseur.

Deux personnes sur trois changent de Phase au cours de leur vie.

Le changement de Phase amène un changement des sources de motivation et des séquences conflictuelles.

Dans plus de 98 % des cas, le changement de Phase se fait à la suite d'un stress sévère et durable.

Chacun des 720 immeubles différents peut se vivre avec la Phase au rez-de-chaussée ou à l'un des cinq autres étages. Il peut donc exister 4 320 structures de personnalité différentes.

PARTIE 2

LE FONCTIONNEMENT DES SIX PERSONNALITÉS

Chapitre 5

Les besoins psychologiques

Les **besoins psychologiques** sont l'expression sociale d'un besoin de stimulus[1] qui existe chez tout être humain[2]. Ils nous procurent l'énergie pour notre bien-être, notre performance et nos capacités de communication.

Est-il important de satisfaire nos besoins psychologiques ?
Oui, autant que de satisfaire nos besoins de nature physiologique tels que respirer, manger, dormir, boire, etc. De nombreux auteurs[3] ont démontré cette nécessité, non seulement pour notre confort et notre bien-être, mais pour notre survie.

Les huit besoins

La Process Communication identifie huit besoins psychologiques. Pour chacun de nous, ces huit besoins sont importants à des degrés divers.

La reconnaissance de la personne

C'est le besoin d'être reconnu pour soi, pour ce que l'on est, et non pour ce que l'on fait. Les personnes qui ont ce besoin de façon marquée apprécient de se sentir intégrées à un groupe, importantes pour une équipe. « Je suis content que tu sois venu », « J'aime beaucoup ton

---

1. Voir Eric Berne, *Des jeux et des hommes*, Stock, 1987.
2. Comme l'a démontré Spitz avec le concept d'hospitalisme, le manque d'attention envers des nourrissons a des conséquences sur leur qualité de vie, conséquences qui peuvent même être funestes. Cité par Eric Berne, *Ibid.*
3. Pour ne citer que les plus connus : Spitz, Maslow, Herzberg, Berne.

humour », « Nous formons une vraie équipe », « J'aime quand tu es
près de moi » sont des expressions qui satisfont ce besoin.

La reconnaissance du travail

C'est le besoin d'être reconnu pour ce que l'on fait, ce que l'on réalise.
C'est également le besoin d'être reconnu pour sa pensée claire. Les
personnes qui ont ce besoin de façon marquée apprécient que l'on
parle de leurs réalisations, de leur travail, et qu'on leur fasse savoir sa
satisfaction. « Je suis satisfait des résultats que tu as obtenus »,
« Bravo, ce n'était pas facile », « C'est la première fois que l'équipe
atteint ce résultat, et c'est grâce à votre performance » sont des
expressions qui satisfont ce besoin.

La reconnaissance des convictions

C'est le besoin d'être reconnu pour ses convictions, sa philosophie
personnelle, sa conception de la vie. Les personnes qui ont ce besoin
de façon marquée apprécient qu'on écoute leurs conseils, qu'on leur
demande leur avis et que l'on prenne position par rapport à des
valeurs personnelles. « J'accorde beaucoup d'importance à votre
avis », « Je suis intéressé par vos conclusions », « D'après vous, qu'y
a-t-il à mettre en place ? » sont des expressions qui satisfont ce
besoin.

La solitude

C'est le besoin d'être seul, de vivre à son propre rythme, dans son
propre espace, en laissant ses pensées vagabonder. Les personnes qui
ont ce besoin de façon marquée apprécient qu'on respecte leur
espace, leur intimité et leur rythme de vie en les laissant seules.

L'excitation

C'est le besoin de vivre des sensations fortes dans un temps très
court. Les personnes qui ont ce besoin de façon marquée pratiquent
des activités qui procurent des moments intenses : parachutisme,
saut à l'élastique, arts martiaux, sports de vitesse, de glisse, etc.

Le contact

C'est le besoin d'être en contact avec d'autres personnes, de vivre dans un environnement stimulant, de rencontrer des gens nouveaux, de faire des choses nouvelles. Les personnes qui ont ce besoin de façon marquée apprécient les fêtes, les ambiances décontractées, les surprises, les blagues, l'inattendu.

Le besoin sensoriel

C'est le besoin d'un contact doux avec l'environnement. Les personnes qui ont ce besoin de façon marquée apprécient tout ce qui satisfait les sens : les belles vues, les mets fins, la musique douce, les bains moussants, les parfums.

La structuration du temps

C'est le besoin de savoir comment le temps va être occupé. Les personnes qui ont ce besoin de façon marquée apprécient de pouvoir organiser leur temps, en le divisant par temps d'activité : « De telle heure à telle heure, je fais ceci, ensuite je peux préparer ma rencontre de la semaine prochaine, puis je vais… » Elles aiment prévoir et anticiper.

Les besoins psychologiques : notre source d'énergie

Besoins et types de personnalité

L'une des particularités de la Process Communication est de relier les types de personnalité et les besoins psychologiques.

Trois types – Empathique, Travaillomane et Persévérant – ont deux besoins psychologiques qui sont aussi importants l'un que l'autre.

Type de personnalité	Besoins psychologiques
Empathique	Reconnaissance de la personne Sensoriel
Travaillomane	Reconnaissance du travail Structuration du temps

Type de personnalité	Besoins psychologiques
Persévérant	Reconnaissance du travail Reconnaissance des convictions
Rêveur	Solitude
Promoteur	Excitation
Rebelle	Contact

Types de personnalité et besoins psychologiques

Besoins et immeuble

Notre immeuble décrit l'ordre de nos besoins psychologiques et l'importance que chacun revêt pour nous.

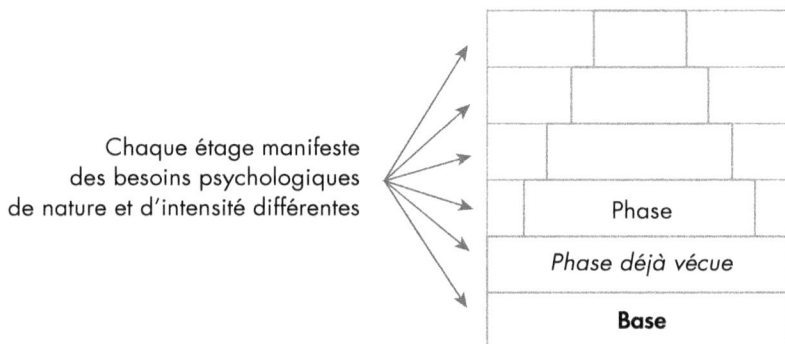

Les besoins de la Phase

Si tous les besoins sont importants pour chacun de nous, un ou deux le sont tout particulièrement : il s'agit du ou des besoins corrélés avec notre Phase, qui sont déterminants pour notre niveau d'énergie. Si les besoins de la Phase sont satisfaits, nous pouvons activer notre ascenseur et communiquer avec n'importe quel type de personnalité. S'ils ne le sont pas, nous avons tendance à présenter les comportements négatifs de la Phase, puis ceux de la Base si le stress devient sévère (voir chapitre 7).

Les besoins de la Phase jouent le rôle de commutateurs. Tant qu'ils ne sont pas satisfaits, l'individu ne ressent pas l'envie de satisfaire ses autres besoins.

Satisfaction des besoins de la Phase Persévérant

Les conseils d'une personne en Phase Persévérant ne sont pas écoutés par son responsable hiérarchique. Son besoin de reconnaissance des convictions n'est donc pas satisfait. Cette personne pourrait, en rentrant chez elle, chercher d'autres satisfactions : par exemple, prendre un bain dans une douce ambiance musicale (besoin sensoriel de l'étage Empathique), aller s'amuser avec des amis (besoin de contact de l'étage Rebelle), prendre le temps d'organiser tranquillement son prochain week-end ou sa semaine de travail (besoin de structuration du temps de l'étage Travaillomane), se laisser aller à une douce rêverie en écoutant l'un de ses vieux disques de Pink Floyd (besoin de solitude de l'étage Rêveur) ou encore accepter l'invitation à participer à une course de quad organisée par quelques amis (besoin d'excitation de l'étage Promoteur). Tout cela lui permettrait de se changer les idées, de prendre de la distance par rapport à la situation professionnelle désagréable. Quand les enjeux de la situation professionnelle sont forts, cette personne en Phase Persévérant n'aura envie de ces activités que si elle a, dans un premier temps, satisfait son besoin de reconnaissance des convictions, par exemple en envoyant un texte à son responsable ou en en parlant avec des amis dont elle apprécie les qualités personnelles et la pertinence des conseils. Une fois ce besoin satisfait (et à condition que le besoin de reconnaissance du travail de sa Phase Persévérant soit également satisfait), cette personne est prête à accéder aux étages supérieurs de son immeuble et à se mettre en quête des satisfactions correspondantes.

La satisfaction des besoins : charger nos batteries

On peut comparer la satisfaction de nos besoins de Base et de Phase à la charge d'une batterie. La batterie de la Phase se charge et se décharge très vite. Dès que notre Phase est satisfaite, nous ressentons immédiatement un mieux-être. Sinon, nous ressentons une baisse d'énergie qui peut nous conduire à des conflits. C'est pourquoi nous recherchons de fortes et régulières satisfactions de ces besoins.

Les batteries de Phase et de Base fonctionnent-elles de façon identique ?
La batterie de la Phase se charge et se décharge très vite ; la batterie de la Base se charge et se décharge plus lentement.

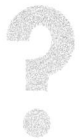

La batterie de la Base, en revanche, se charge et se décharge lentement. Nous n'avons donc pas besoin de satisfaire le ou les besoins de notre Base de façon quotidienne. Pour maintenir un niveau élevé et stable de satisfaction, il suffit de satisfaire régulièrement, même de façon peu intense, les besoins de notre Base. La Base est également l'étage qui gère nos situations de stress fort (comme nous le verrons au chapitre 7) : dans ce cas, la satisfaction du ou des besoins de la Base devient prépondérante.

Quels besoins satisfaire dans quelle situation ?
Notre confort et notre efficacité sont liés à la satisfaction de nos besoins de Phase pour les événements courants et à la satisfaction de nos besoins de Phase et de Base pour les événements dont les enjeux sont plus élevés.

Les Phases déjà vécues sont également des batteries, dont il faut s'occuper de temps à autre, en satisfaisant les besoins correspondant aux étages.

L'ensemble de ces batteries nous fournit l'énergie nécessaire pour dépasser les situations difficiles, en restant dans les comportements de communication plutôt qu'en passant dans le stress et les conflits.

Viser l'authenticité

La satisfaction des besoins psychologiques est extrêmement importante, voire vitale. Mais cela ne veut pas dire que nous soyons obligés de les satisfaire constamment. Ainsi, les personnes de types Travaillomane et Persévérant ne veulent pas constamment que leur travail soit valorisé, pas plus que les personnes de type Rêveur ne veulent s'isoler 24 heures sur 24, ou les personnes de type Rebelle passer leur temps dans le contact et la nouveauté. Un regard chaleureux, un sourire, un geste amical peuvent être plus importants pour un Empathique que d'entendre : « Tu es important pour l'équipe ! » Parfois, des personnes de type Travaillomane ou Persévérant disent ne pas apprécier les commentaires élogieux sur leur travail. Elles montrent par là qu'elles refusent la manipulation et les flatteries et préfèrent un regard approbateur accompagné d'un commentaire technique sur la valeur de leur réalisation.

Le ou les besoins de la Phase indiquent nos sources d'énergie : une personne de type Rêveur ayant besoin de se ressourcer cherche la solitude, alors qu'une personne de type Rebelle cherche le contact. Au final, leur satisfaction est le moyen de se maintenir dans le bien-être mais elle ne se traduit pas par une recherche constante : lorsqu'une personne a satisfait ses besoins de Phase, elle cherche plutôt à satisfaire les besoins liés aux étages supérieurs.

Le plus important lorsque l'on souhaite satisfaire le besoin psychologique d'une autre personne, c'est d'être tout simplement dans l'authenticité. Il vaut mieux une phrase un peu maladroite mais qui vient du cœur qu'une phrase techniquement correcte qui contredit notre pensée.

La recherche de satisfaction des besoins psychologiques doit-elle être constante ? Non, la recherche de satisfaction dépend des situations que nous vivons. En cas de situation difficile pour nous, la satisfaction de nos besoins devient essentielle à notre confort et à notre efficacité.

La difficulté de satisfaire les besoins : l'effet de projection

Bien communiquer – et donc bien fonctionner ensemble – suppose de satisfaire les besoins psychologiques de la Phase de notre interlocuteur. C'est là l'une des principales clés de la Process Communication. Mais l'utilisation de cette clé se heurte à l'**effet de projection** : nous avons tendance à satisfaire chez les autres nos propres besoins et non les leurs. Sans prêter attention aux besoins psychologiques de leur interlocuteur, deux personnes de Phases différentes peuvent, malgré leurs bonnes intentions, se retrouver dans une situation d'incompréhension et de distance affective.

Satisfaire le besoin de Phase pour accéder à l'étage le plus utile

La connaissance de soi permet de trouver les ressources nécessaires pour activer l'étage adapté à la situation. Imaginons une personne en Phase Empathique qui doit mener une négociation assez dure. Le meilleur étage pour ce type de situation est l'étage Promoteur. En satisfaisant ses besoins d'Empathique (par exemple, en préparant la négociation avec des amis dans un cadre agréable), cette personne va pouvoir utiliser l'ascenseur jusqu'à son étage Promoteur (la quantité d'énergie nécessaire pour activer son type Promoteur dépend de la hauteur de l'étage Promoteur dans son immeuble). De même, une personne en Phase Persévérant qui se trouve dans une situation où l'on se détend en blaguant, en passant d'un sujet à un autre sans accorder trop d'importance à ce que l'on dit, vise l'étage Rebelle, qui est le plus confortable dans ce cas-là. Si ses besoins de reconnaissance du travail et de reconnaissance des convictions sont satisfaits (par exemple, le groupe est composé de personnes qu'elle estime), son ascenseur fonctionne et elle monte tout naturellement à l'étage Rebelle, au risque peut-être de surprendre un entourage peu habitué à la voir plaisanter et rire.

Question pratique : quels sont les besoins en jeu ?

Un père entre dans la chambre de son fils. La console de jeux est branchée, le fils écoute de la musique sur son lecteur MP3, la fenêtre est ouverte, laissant entrer les bruits de l'extérieur... et, en même temps, le fils fait ses devoirs !

Le père ferme la fenêtre, éteint la console, range le lecteur et dit : « Il y a un temps pour travailler et un temps pour jouer. Et en ce moment tu travailles. Tu auras fini d'autant plus vite que tu te concentreras sur ton travail, et après tu pourras jouer. »

Quel est le besoin que satisfait le fils en faisant des activités à la fois ludiques et studieuses ? => Quelle est vraisemblablement sa Phase ?

Quel est le besoin du père qui classe et organise ? => Quelle est vraisemblablement sa Phase[1] ?

Les besoins dans la version négative

Les besoins psychologiques sont si importants que nous faisons en sorte de les satisfaire, quel que soit notre environnement. Si nous sommes en « manque d'énergie » et que nous ne pouvons pas obtenir une satisfaction positive, directe et appropriée de nos besoins, nous

---

1. Solution : le fils est en Phase Rebelle avec un besoin de contact, le père est en Phase Travaillomane avec un besoin de structuration du temps. L'étage Travaillomane étant le plus efficace pour faire ses devoirs, la question à se poser est : comment faire pour répondre au besoin de contact du fils, de façon à ce qu'il utilise son ascenseur jusqu'à son étage Travaillomane ?

recherchons, de façon automatique, cette satisfaction au travers d'attitudes qui peuvent être source de difficultés relationnelles. Ces attitudes sont appelées **version négative des besoins psychologiques** ou **recherche de satisfaction négative des besoins psychologiques**[1]. Pour chaque besoin psychologique, il existe une version négative qui vise à obtenir le même bénéfice que la version positive (celle que nous avons décrite jusqu'ici). Elle signale chez la personne qui la manifeste un manque de satisfaction de ses besoins psychologiques.

Dans la version néga-tive, les besoins sont-ils satisfaits ?
Cette version négative n'apporte qu'une satis-faction incomplète, voire quasi nulle, des besoins psychologiques. De plus, elle est accompagnée, le plus souvent, de diffi-cultés relationnelles.

Il existe donc deux façons de satisfaire nos besoins psychologiques. La satisfaction dans la version positive est source d'énergie personnelle et de bien-être. Elle nous permet de bien vivre. La satisfaction dans la version négative est un com-portement de survie où un peu de satisfaction, même négative, vaut mieux que rien du tout. Dans la suite de ce livre, lorsque nous parlerons de satisfaction des besoins psychologiques, nous sous-entendrons « dans la version positive de la satisfaction ». Lorsque nous évoquerons la version négative, nous le ferons explicitement : « version négative des besoins psychologiques ».

Le type Empathique

Lorsque les personnes de type Empathique n'obtiennent pas la satisfac-tion de leur besoin de reconnaissance de la personne, elles commencent à faire des erreurs. Les oublis, les impairs, les étourderies, d'apparentes négligences s'accumulent[2]. Lorsque la personne n'obtient pas de l'attention dès le début de cette séquence (« Qu'est-ce qui t'arrive ? Tu n'as pas l'air en forme en ce moment »), très vite les choses se dégra-dent. Si l'entourage commence à agresser et à critiquer la personne,

1. Voir Gérard Collignon, *Comment leur dire... La Process Communication*, InterEditions, 1997.
2. Il ne s'agit pas là de « je-m'en-foutisme » mais au contraire d'une volonté de bien faire qui s'exprime dans de nombreuses maladresses, du fait du stress vécu par la personne.

celle-ci risque de s'enfermer dans une spirale infernale : plus elle cherche la reconnaissance de la personne (dans la version négative), moins elle a de chances de trouver quelqu'un qui lui donne une satisfaction positive de son besoin psychologique.

Lorsque leur besoin sensoriel n'est pas satisfait positivement, les personnes de type Empathique affichent un moral assez bas. Quelque peu déprimées par ce manque, elles n'accordent plus d'intérêt ni à leur environnement ni à elles-mêmes.

Le type Travaillomane

Lorsque les personnes de type Travaillomane n'obtiennent pas la satisfaction de leur besoin de reconnaissance du travail, elles commencent à se surmener, travaillent de plus en plus, apportent du travail chez elles pour le week-end, se lèvent de plus en plus tôt et se couchent de plus en plus tard, préoccupées par leur travail. Ce surmenage les rendant moins efficaces, elles tentent de compenser en travaillant encore plus…

Lorsque leur besoin de structuration du temps n'est pas satisfait positivement, les personnes de type Travaillomane sont irritées, agacées par les personnes qui ne respectent pas les horaires ou ne tiennent pas les délais promis.

Le type Persévérant

Lorsque les personnes de type Persévérant n'obtiennent pas la satisfaction de leur besoin de reconnaissance du travail, comme les Travaillomanes, elles se surmènent.

Lorsque leur besoin de reconnaissance des convictions n'est pas satisfait positivement, les personnes de type Persévérant cherchent à avoir raison, s'enferment dans des polémiques stériles, vivent leur interlocuteur comme quelqu'un qu'il faut absolument convaincre.

Le type Rêveur

Lorsque les personnes de type Rêveur n'obtiennent pas la satisfaction de leur besoin de solitude, elles commencent à se disperser mentalement, passent d'une idée à une autre sans les concrétiser. Ce fonctionnement apparaît également dans leur travail : les personnes de type Rêveur sous stress passent d'une activité à une autre sans obtenir de résultats probants.

Le type Promoteur

Lorsque les personnes de type Promoteur n'obtiennent pas la satisfaction de leur besoin d'excitation, elles prennent de plus en plus de risques, ayant l'impression qu'elles ne peuvent pas perdre. Ces risques concernent leur sécurité personnelle et la légalité de leurs actions. Elles pratiquent des activités de plus en plus risquées, frôlant de plus en plus près l'accident ; elles peuvent aller jusqu'à défier la loi, faisant des choses de plus en plus illégales.

Le type Rebelle

Lorsque les personnes de type Rebelle n'obtiennent pas la satisfaction de leur besoin de contact, elles provoquent leur entourage, font enrager leurs proches. Elles excitent l'agacement et la colère chez l'autre, d'une façon particulièrement créative, en jouant avec les directives et les ordres pour les contester.

> **Provocation de type Rebelle**
>
> Rémi est cadre dans une société où le P-DG est classique, rigoriste et conventionnel. Ce P-DG impose à ses cadres de porter la cravate. Rémi est de type Rebelle. Il n'en porte donc jamais, sauf le jour où le P-DG vient dans l'entreprise. Rémi porte alors des cravates très larges aux couleurs vives, du plus mauvais goût qui soit. La consigne est respectée et... contestée. Le P-DG ne peut rien dire et doit se contenter de grincer des dents devant ce « respect contestataire » d'un Rémi qui, par ailleurs, atteint sans problèmes les objectifs qui lui sont fixés.

Besoin version positive	Besoin version négative
Reconnaissance de la personne	Faire des erreurs
Sensoriel	Déprimer
Reconnaissance du travail	Se surmener

Besoin version positive	Besoin version négative
Structuration du temps	Être irrité
Reconnaissance des convictions	Avoir raison
Solitude	Se disperser
Excitation	Prendre des risques
Contact	Provoquer la colère, l'agacement

Besoins psychologiques version positive et version négative

Notez que la liste de la colonne de droite ne décrit pas des problèmes, mais des *symptômes de problèmes*. Chacune des versions négatives signale qu'une personne ne reçoit pas les satisfactions positives qu'elle attend et indique ce dont elle a besoin.

La notion de reconnaissance

La notion de reconnaissance est très souvent présente dans les relations professionnelles, qu'elles soient hiérarchiques ou non. La Process Communication apporte deux informations utiles à cette notion :

- *la déclinaison en trois types de reconnaissance :* de la personne, du travail et des convictions. Ces trois sortes de reconnaissance ne se manifestent pas de la même façon, leurs versions négatives sont très différentes et elles n'attendent pas les mêmes réponses. Il est donc nécessaire de les distinguer ;

- *certaines personnes ne sont pas sensibles à ce type de valorisations :* cela peut être source d'étonnement dans certains milieux professionnels où l'on cherche à valoriser les personnes. Si vous félicitez une personne de type Promoteur, Rebelle ou Rêveur, elle aura certes du plaisir à vous entendre, mais vous n'obtiendrez pas forcément l'effet escompté.

Vos préférences III : besoins psychologiques de Base et de Phase

Qu'est-ce qui « me donne le moral » de façon très rapide ? (Satisfaction du ou des besoins de Phase)

Vers quelle attitude potentiellement conflictuelle est-ce que je tends lorsque je me sens insatisfait ? (Version négative du ou des besoins de Phase)

Quel est le besoin que je cherche à satisfaire dans l'ensemble des domaines de ma vie (vie professionnelle, vie associative, vie de couple, relations amicales, etc.), de façon constante et moins intense ? (Satisfaction du ou des besoins de Base)

Avoir de l'énergie

La satisfaction des besoins psychologiques apporte « l'énergie » pour notre bien-être, notre performance et nos capacités de communication.

La Process Communication identifie huit besoins psychologiques. Chaque type de personnalité a des besoins psychologiques différents.

Notre immeuble décrit l'ordre de nos besoins psychologiques et l'importance de chacun pour nous.

La satisfaction des besoins psychologiques de la Phase permet d'utiliser l'ascenseur.

La non-satisfaction des besoins psychologiques de la Phase peut déclencher les comportements négatifs liés à cette Phase.

Pour chaque besoin psychologique, il existe une version négative qui vise à obtenir le même bénéfice que la version positive.

Chapitre 6

La communication

La communication est abordée en Process Communication grâce aux deux composantes des canaux et des perceptions. Leur pratique permet d'apprendre le langage de chaque type de personnalité.

Les canaux de communication

Les **canaux de communication** décrivent le comportement de celui qui initie la communication, ainsi que le comportement attendu chez celui qui reçoit la communication. Chaque canal comporte donc une invitation comportementale et une réponse comportementale à cette invitation. La bonne communication suppose une « invitation comportementale » par une personne et la « réponse comportementale » correspondante, par son interlocuteur, ce qui constitue en Process Communication un canal de communication.

La Process Communication définit cinq canaux de communication, dont quatre sont corrélés avec nos six types de personnalité.

Le canal interruptif : canal 1

Le **canal interruptif** est destiné à interrompre un comportement chez l'interlocuteur. C'est un canal d'urgence. Il a pour but de calmer, de façon ferme, une personne qui est dans un état fortement émotionnel. Son usage est donc rare dans la vie courante.

On l'utilise lorsqu'une personne, submergée par ses émotions, perd le contrôle d'elle-même. Lors d'un état de choc, d'une colère explosive, d'une peur panique, de pensées obsédantes et bloquantes, la personne ne peut être rejointe dans son état émotionnel que par ce canal.

Il s'agit d'émettre des ordres, des directives à l'impératif, avec un ton de voix très ferme et très présent, accompagné de gestes protecteurs et rassurants. Ces ordres concernent des comportements simples, comme s'asseoir, respirer, écouter. La réponse à cette invitation est le plus souvent non verbale. Le corps suit les directives reçues : la personne se met à respirer plus calmement, s'assoit, se détend, etc.

Exemples

Invitation à la communication	Réponse à l'invitation
« Assieds-toi, prends un temps, respire à fond et dis-moi ce qui t'arrive. » « Calme-toi, détends-toi, regarde-moi. » « Je vous écoute, j'entends que c'est très grave. Respirez calmement et dites-moi si vous ressentez une douleur dans vos jambes. » « Stop, écoute-moi, calme-toi, attrape la branche avec ta main droite, reste assise comme tu es. Ne bouge pas, je viens te chercher[1]. »	Réponse non verbale et comportementale

1. À ma fille, qui, à l'âge de trois ans, se tenait en équilibre instable dans l'arbre où elle avait grimpé.

Personnalités

Le canal interruptif peut être utilisé par tous les types de personnalité.

Le canal directif : canal 2

Le **canal directif** vise à obtenir un comportement réfléchi chez l'interlocuteur, en indiquant clairement ce qu'il y a à faire.

Il s'agit de donner des ordres, des directives à l'impératif, avec un ton de voix ferme, peu de gestes, peu ou pas de mimiques de visage. L'attitude corporelle est droite, sans rigidité. Les phrases sont courtes et indiquent des actions. On invite à un comportement réfléchi qui met en place l'action indiquée. La réponse est courte et montre que la personne a compris.

Exemples

Invitation à la communication	Réponse à l'invitation
« Faites-nous un résumé de la situation. »	« Deux points importants se dégagent. Ce sont les... »
« Entre, viens avec nous et lance le programme d'analyse. »	« D'accord. »
« Appelle-moi lorsque tu es prêt. »	« Oui, dès que j'ai calculé les différents ratios. »
« Décrivez les trois avantages préférentiels de cette option. »	« Le premier avantage consiste en... »

Ce n'est plus le canal directif lorsque...

- Le ton de voix est menaçant.

- Il y a des gestes d'agression (doigt pointé, main qui s'abat comme un couperet).

- Il y a des mimiques d'agression (sourcils froncés, « gros yeux »).

- L'un des interlocuteurs « met de la pression » sur l'autre.

- La relation est de type dominant/dominé.

- La réponse attendue n'est pas un comportement basé sur la réflexion.

Personnalités

Les personnes de type Promoteur utilisent ce canal pour parler aux autres. Les personnes de type Rêveur attendent de leur interlocuteur qu'il utilise ce canal pour leur parler.

Le canal informatif (ou interrogatif) : canal 3

Le **canal informatif** (ou **interrogatif**) permet d'échanger de l'information, des opinions, de réfléchir ensemble, d'élaborer des solutions à partir d'hypothèses.

Il s'agit de poser des questions ou de donner des réponses à une question, avec un ton de voix neutre, peu de gestes, peu ou pas de mimiques de visage. L'attitude corporelle est droite, sans tensions particulières, plutôt équilibrée. Les phrases sont explicatives ou interrogatives et indiquent la réflexion. La personne qui utilise un canal informatif invite son interlocuteur à participer à sa réflexion. La réponse est argumentée et apporte des éléments de réflexion.

Exemples

Invitation à la communication	Réponse à l'invitation
« Qu'en pensez-vous ? »	« Je pense que ce projet est réalisable, dans les temps prévus. »
« Quel est ton avis à propos de cette manière de procéder ? »	« Je suis assez surpris. Je crois qu'il nous faut beaucoup plus de tests de vérification. »
« Qu'y a-t-il d'important pour toi dans ce type de projet ? »	« L'impact qu'il aura sur notre façon de travailler ensemble. »
« Que devons-nous retenir de cette expérience ? »	« Principalement, les premiers résultats qui paraissent concordants avec... »

Ce n'est plus le canal interrogatif lorsque...

- Il y a des émotions dans l'échange.

- Le ton de voix monte.

- Il y a des mimiques d'agression (sourcils froncés, « gros yeux »).

- L'un des interlocuteurs « met de la pression » sur l'autre (« Tu dois absolument », « Je ne veux pas en entendre parler », etc.).

- Le questionnement devient inquisiteur.

- La réponse attendue n'est pas dans la réflexion.

Personnalités

Les personnes de type Travaillomane et Persévérant utilisent ce canal pour communiquer. Les personnes de type Rêveur utilisent souvent ce canal lorsqu'elles prennent la parole.

Le canal nourricier : canal 4

Le **canal nourricier** prend en compte l'interlocuteur de façon affective. Il s'agit d'établir un lien chaleureux et attentionné. Le ton de voix est doux et bienveillant. Les gestes sont cordiaux, sympathiques, apaisants. L'attitude corporelle est ouverte, tournée vers l'autre, penchée vers l'avant. Le visage est souriant, avenant. Le contenu de l'échange porte sur les personnes autant, sinon plus, que sur les faits. Ce comportement vise la partie émotionnelle de l'interlocuteur.

Exemples

Invitation à la communication	Réponse à l'invitation
« Je suis heureux que tu nous rejoignes sur ce projet. »	« Moi aussi. Je sens que cela va être important pour chacun de nous. »
« Comment cela s'est-il passé pour vous ? »	« Très bien. J'appréhendais beaucoup, mais finalement, j'ai présenté le projet sans difficulté. »
« Je suis content de te voir. »	« Oui, je suis très content également. »
« J'ai l'impression que tu n'apprécies pas ce qui se passe. »	« Tout à fait. Je ressens une ambiance pesante. »

Ce n'est plus le canal nourricier lorsque...

- Il y a une prise en charge exagérée.

- La relation devient infantilisante.

- La relation devient dévalorisante.

- L'une des personnes est surprotectrice.

- La réponse attendue n'est pas dans le ressenti.

Personnalités

Les personnes de type Empathique utilisent ce canal pour communiquer.

Le canal ludique (ou émotif) : canal 5

Le **canal ludique** (ou **émotif**) vise à établir un lien ludique et émotionnel avec l'interlocuteur. Il s'agit de jouer, de plaisanter de façon spontanée et amusante ou d'exprimer ses émotions. Le ton de voix est énergique, enthousiaste, avec des modulations. Les gestes sont nombreux, animés. L'attitude corporelle est décontractée, flexible, relâchée et tonique. Le visage est expressif, avec des yeux pétillants et de nombreuses mimiques. Le canal ludique peut servir à passer des informations, mais elles ont moins d'importance que le lien entre les personnes. Les phrases comportent des onomatopées et des expressions humoristiques. Ce comportement vise la partie émotionnelle de l'interlocuteur.

Exemples

Invitation à la communication	Réponse à l'invitation
« Super que tu sois là ! »	« Je ne voulais pas rater ça ! »
« Comment tu t'es débrouillé avec le contrôle qualité ? »	« Comme un pro ! »
« C'est génial comme plan ! »	« Et c'est moi qui l'ai fait ! »
« J'adore travailler comme ça ! »	« J'aime aussi. Presque autant que la pause ! »

Ce n'est plus le canal ludique lorsque...

- L'ironie et la moquerie remplacent l'humour.
- La malveillance transparaît sous les propos.
- Les plaintes et les récriminations sont présentes.
- L'humour est « à sens unique ».
- La réponse attendue n'est pas dans le ressenti.

Personnalités

Les personnes de type Rebelle utilisent ce canal pour communiquer.

Canaux et types de personnalité

Canal	Préférences pour...	
	Inviter à la communication	Recevoir la communication
Directif	Promoteur	Promoteur Rêveur
Interrogatif	Travaillomane Persévérant Rêveur	Travaillomane Persévérant
Nourricier	Empathique	Empathique
Ludique	Rebelle	Rebelle

Types de personnalité et canaux de communication

Cinq types de personnalité montrent une même préférence pour amorcer la communication et la recevoir. Les personnes de type Rêveur préfèrent utiliser le canal interrogatif pour initier un échange et le canal directif pour recevoir un message.

Il est malheureusement assez facile de sortir des canaux de communication pour passer dans la mécommunication (voir chapitre suivant). Quelques critères génériques nous permettent de distinguer la communication de la mécommunication :

- dans les canaux de communication, il n'y a pas de sous-entendus ;
- le comportement est cohérent avec le discours (congruence entre le verbal et le non-verbal) ;
- chaque interlocuteur écoute l'autre ;
- il n'existe pas de « buts cachés » dans la conversation.

Apprendre à parler en intégrant les quatre canaux

Compétences naturelles

Des quatre canaux de communication décrits (nous ne parlerons pas du canal interruptif, à cause de son statut un peu particulier), nous en utilisons un de façon très naturelle, sans efforts ni attention particulière (celui de notre Base), un ou deux de façon moins aisée et le dernier difficilement. Ces compétences sont fonction de notre immeuble.

Canaux et immeuble

Dans cet exemple, la personne est de Base Travaillomane. Elle utilise le canal informatif pour communiquer avec ses interlocuteurs.

Elle est en Phase Empathique, donc elle utilise également le canal nourricier. L'étage immédiatement accessible après la Phase étant l'étage Rebelle, elle a de la facilité à utiliser le canal ludique.

| Promoteur |
| Rêveur |
| Persévérant |
| Rebelle |
| *Empathique* |
| **Travaillomane** |

Le quatrième étage, le Persévérant, n'apporte pas de savoir-faire particulier dans l'usage des canaux de communication, puisque ce savoir-faire est déjà présent dans la Base Travaillomane de l'immeuble (canal commun avec le Persévérant).

Les deux derniers étages montrent le canal qui est peu (ou pas du tout) utilisé par cette personne, en l'occurrence le canal directif. Si l'on parle régulièrement à cette personne en utilisant le canal directif, il est probable qu'elle ne communique pas très longtemps (le temps de consommer l'énergie disponible aux cinquième et sixième étages) et qu'elle réagisse ensuite par des séquences de stress à ces sollicitations. En effet, ces dernières, malgré tout l'intérêt que leur contenu pourrait présenter, ne lui conviennent pas dans la forme.

Changer la forme pour être compris

Lorsque notre message n'est pas reçu par notre interlocuteur, il est possible d'en changer la forme sans en altérer le contenu, en modifiant l'attitude, les mimiques et les expressions du visage, le ton de la voix, le choix des mots et le type de phrases, de façon à faire passer le message par le canal de notre interlocuteur.

Prenons trois exemples d'invitation à la communication.

Obtenir des solutions

Canal directif	« Dis-moi ce que tu envisages de faire. »
Canal nourricier	« Quel est ton ressenti vis-à-vis de cette situation ? »
Canal informatif	« À quelles solutions penses-tu ? »
Canal ludique	« Tu sors quoi de ton chapeau de magicien ? »

Parler d'une erreur

Canal directif	« Explique-moi. »
Canal nourricier	« Je t'écoute. Comment ressens-tu cela ? »
Canal informatif	« Que s'est-il passé ? »
Canal ludique	« Tu as oublié la procédure sur ce coup-là ? »

Indiquer un rendez-vous avec une tierce personne

Canal directif	« Viens demain à 15 heures pour rencontrer M. Dupont. »
Canal nourricier	« Nous aurons le plaisir de recevoir ensemble M. Dupont à 15 heures. »
Canal informatif	« Le rendez-vous avec M. Dupont est demain à 15 heures. »
Canal ludique	« Dupont, c'est demain ! 14 h 59 ! »

Ces exemples ne sont que des invitations à la communication. Pour qu'il y ait canal de communication, il faut qu'il y ait également la réponse correspondante. Dans une conversation, si votre interlocuteur répond régulièrement à certaines invitations et non à d'autres, vous savez que vous avez identifié ses canaux de communication préférentiels.

Choisir le canal en fonction du contenu ? On peut privilégier le directif pour les ordres, l'interrogatif pour les demandes d'information, le nourricier pour l'attention et le ludique pour le jeu. Mais si l'interlocuteur est « fermé » au canal utilisé, il faut faire preuve de créativité pour passer le contenu en modifiant la forme : passer un ordre de façon ludique, montrer de l'attention avec un canal directif, jouer avec l'interrogatif, etc.

Viser l'efficacité

Voici le témoignage d'une personne de type Rebelle : « J'en ai marre, depuis que mon chef connaît la Process Communication, il n'arrête pas de plaisanter avec moi ! Et, en plus, il se croit drôle. » Eh oui, nous ne souhaitons pas que l'on nous parle constamment avec le même canal. Ce serait avoir une vision bien pauvre du modèle que de l'appliquer de façon rigide : « Bon, les Travaillomanes, je les informe ; les Rebelles, je leur sors mes blagues belges ; les Empathiques, je leur parle de leur coiffure ;

les Persévérants, je leur dis qu'ils ont raison…[1] » En réalité, la communication que nous souhaitons est celle qui correspond à l'étage actif au moment de l'échange. Ainsi, si une personne se trouve dans son étage Travaillomane (quelle que soit la hauteur de cet étage dans son immeuble), elle souhaite échanger de l'information, structurer son temps et être dans une relation professionnelle. Si, quelques minutes plus tard, cette personne active son étage Empathique, elle souhaite une relation plus chaleureuse, où chacun est attentif au bien-être de l'autre. Ce qui fait toute la diversité de la communication, c'est le déplacement de l'énergie dans notre immeuble : en quelques instants, nous pouvons passer d'un étage à un autre.

Dans quel cas peut-on appliquer le modèle de façon élémentaire ?
Lorsqu'une personne est dans une situation difficile pour elle. Dans ce cas, on utilisera le canal de communication qui correspond à sa Base.

Les perceptions

Les **perceptions** décrivent la façon dont une personne intègre son environnement. Ce « filtre » entre la réalité et la personne l'amène à privilégier un aspect de son environnement plutôt qu'un autre. Il influence également la façon dont elle parle. En écoutant le choix des mots et des expressions d'un interlocuteur, nous obtenons des informations sur ses perceptions. De cette façon, nous avons une meilleure compréhension de sa vision du monde et nous pouvons améliorer notre relation en « allant dans les perceptions » de l'interlocuteur plutôt qu'en restant dans les nôtres.

Du concept de portes à celui de perception

Comme nous l'avons évoqué dans l'historique du chapitre 2, la notion de perception est inspirée des travaux de Paul Ware. Celui-ci avait remarqué, dans sa pratique clinique, qu'il y avait des façons

---

1. C'est de plus impossible, puisqu'un Persévérant, un Rebelle… ça n'existe pas ! Il n'existe que des personnes qui montrent un étage de leur immeuble que nous appelons « type Persévérant », « type Rebelle »…

plus ou moins efficaces de prendre contact selon le patient : par la pensée, par les sentiments ou par les comportements[1]. Paul Ware a appelé ce concept la « porte d'entrée ». La thérapie doit se poursuivre vers une autre porte, appelée la « porte visée ». La porte à ne pas utiliser en début de thérapie (que ce soit dans la prise de contact ou le choix de l'objectif), celle qui suscite le plus de résistance de la part du patient, est appelée la « porte piégée ».

La porte piégée

Certaines personnes apprécient que la prise de contact se fasse dans le registre de la *pensée* et doivent être guidées vers l'expression des *sentiments*. Dans ce cas, il vaut mieux éviter la porte des *comportements* :

– Docteur, je ne comprends pas ce qui m'arrive. (comprends => *pensée*)

– Eh bien, que comptez-vous faire ? (faire => *comportement*)

Cette intervention risque de bloquer la personne, alors que la phrase suivante permettra un meilleur contact :

– Qu'est-ce qui explique votre incompréhension ? (expliquer => *pensée*)

Il ne s'agira pas d'en rester là, mais d'amener cette personne vers les sentiments, avec :

– Comment vous sentez-vous lorsque vous ne comprenez pas ? (sentez-vous => *sentiment*)

Taibi Kahler s'est interrogé sur l'application de ce concept à celui des six types de personnalité. Chacune des personnalités aurait-elle une porte préférée ? La réponse à cette question l'a amené à la composante des perceptions. L'évolution de ce concept est décrite dans le tableau suivant.

---

1. C'est une application astucieuse de la définition d'un état du moi : « Un état du moi est un ensemble de comportements, de pensées et de sentiments. » Ian Stewart, Vann Joines, *Manuel d'analyse transactionnelle, op. cit.*

Portes de Paul Ware	Perceptions de Taibi Kahler
Pensée	Pensées Opinions
Sentiment	Émotions
Comportement	Actions Réactions In-actions

La **perception in-actions** est la perception des personnes de type Rêveur, qui attendent des sollicitations de l'environnement. Ce néologisme peut être connoté négativement dans notre culture tournée vers les résultats tangibles, où les héros sont des hommes et des femmes d'action. Certains Français l'ont donc traduit par « invit'action » ou « imagin'action », afin de souligner le fait que les personnes de type Rêveur sont capables d'imaginer les actions à mettre en œuvre et qu'elles attendent de l'environnement qu'il soit un déclencheur de l'action imaginée. On peut parler chez les personnes de type Rêveur d'« action intériorisée », qui attend d'être sollicitée par l'interaction avec une autre personne.

Dans certaines cultures orientales, la capacité à attendre et à n'agir qu'au bon moment avec le minimum d'efforts et le minimum de mots est, à l'inverse, connotée de façon très positive. À titre d'exemple, citons Lao Tseu : « Le saint se cantonne dans l'inaction et prodigue un enseignement sans parole[1]. »

Les perceptions, les types de personnalité et les mots utilisés

Chacun des types de personnalité utilise une perception.

Type de personnalité	Perception
Empathique	Émotions
Travaillomane	Pensées
Persévérant	Opinions

---

1. Cité par Max Kaltenmark, *Lao Tseu et le taoïsme*, Seuil, 1965.

Type de personnalité	Perception
Rêveur	In-actions/imagination
Promoteur	Actions
Rebelle	Réactions

Types de personnalité et perceptions

Chacune des six personnalités, selon sa perception, « sélectionne » les éléments d'une situation.

Si les six types de personnalité sortent d'une réunion et qu'on leur demande de commenter ce qui s'est passé :

- Le type Empathique parlera d'abord de l'ambiance, des personnes qu'il connaissait.

- Le type Travaillomane parlera de l'ordre du jour, du temps passé sur chaque point et de la disposition de la pièce.

- Le type Persévérant donnera son avis sur la pertinence des sujets abordés et sur la manière dont ont été conduits les débats.

- Le type Rêveur aura sûrement remarqué peu de détails concernant la pièce, mais décrira les idées qui lui ont été suggérées par ce qui a été dit.

- Le type Promoteur fera un résumé des décisions à exécuter immédiatement.

- Le type Rebelle racontera ce qui lui a plu et ce qui lui a déplu dans cette réunion.

Pour découvrir, et utiliser, la perception de l'interlocuteur, il suffit d'être attentif au choix des mots et des expressions employées.

Les personnes de type *Empathique* sont en contact avec leurs *émotions*.

Les expressions qu'elles emploient :
« Vous sentez-vous prêt à… ? »
« Ce que je ressens vis-à-vis de cette situation… »
« C'est une sensation particulière… »
« Ambiance sympathique… »
« Je suis rassuré par rapport à… »
« Mon impression est que nous… »

Les personnes de type *Travaillomane* utilisent la pensée au travers des *faits* et des *informations*.

Les expressions qu'elles emploient :
« J'ai réalisé une étude sur les données chiffrées fournies par le service. »
« Nous avons trois hypothèses de travail possibles. »
« Quelles sont les infos dont nous disposons ? »
« Quelle est votre analyse ? »
« Quelles options avons-nous ? »
« Est-ce que cela signifie… ? »

Les personnes de type *Persévérant* préfèrent les *opinions*.

Les expressions qu'elles emploient :
« Quel est votre avis… ? »
« Je crois que nous devrions… »
« La meilleure solution est de… »
« Quelle est votre évaluation de la situation ? »
« Je suis convaincu du bien-fondé de… »
« La meilleure option… »

Les personnes de type *Rêveur* attendent, au travers de leurs *in-actions*, des *suggestions*, des *directives*.

Les expressions qu'elles emploient :
« Que dois-je faire, selon vous ? »
« Que me conseillez-vous ? »
« Donnez-moi vos recommandations… »
« Besoin de conseils… »
« Il m'a été suggéré de… »
« J'attends de vous une décision. »

Les personnes de type *Promoteur* se focalisent sur l'*action*.

Les expressions qu'elles emploient :
« Achetez aujourd'hui, payez demain ! »
« Notre ligne d'action… »
« Dites-moi ce que vous comptez faire. »
« Le point essentiel… »
« Montrez-moi les résultats. »
« Allons droit au but. »

Les personnes de type *Rebelle réagissent* en aimant ou en n'aimant pas.

Les expressions qu'elles emploient :

« J'aime ! »

« Voilà une affaire qui me tente… »

« Je déteste cela… »

« Je n'aime vraiment pas… »

« Ça a l'air amusant… »

« J'adore le faire comme cela ! »

Dialogue de sourds

Imaginons la situation suivante entre nos six personnages du chapitre 3 : un client important de l'entreprise est mécontent d'un produit livré. Il envoie un auditeur afin de parler « respect du cahier des charges », « process de fabrication » et « qualité produit ». Chacun de nos six personnages est plus ou moins impliqué dans ce problème selon sa fonction au sein de l'entreprise, et il peut également se sentir touché par ce qui affecte l'entreprise. Imaginons également qu'aucun d'eux n'a suffisamment satisfait ses besoins, ce jour-là, pour pouvoir utiliser son ascenseur. Cela signifie que chaque personne va rester dans la perception de sa Base, sans avoir assez d'énergie pour passer dans celle de ses interlocuteurs.

Voici le début du dialogue entre Émilie (Empathique), Thierry (Travaillomane), Paul (Persévérant), Romane (Rêveur), Pierrick (Promoteur) et Rachel (Rebelle).

Émilie : « Thierry, comment te sens-tu pour la réunion de cet après-midi ? » (*émotions*)

Thierry : « Ce n'est pas une question de ressenti, mais de manque d'information. Tout ce que je sais de la venue de cet auditeur, c'est son heure d'arrivée ! Il y a un problème et nous allons devoir en parler, l'analyser, sans savoir quel est ce problème ! » (*pensées*)

Paul : « J'ai revérifié moi-même les documents concernant les lots qui ont été envoyés, ainsi que l'ensemble des process de fabrication. Tout est fiable. Nous connaissons ce client depuis longtemps, il n'y a jamais eu de problème avec lui. Je lui fais confiance pour jouer franc jeu avec nous. » (*opinions*)

Romane : « Pourquoi s'agiter ? Nous ne savons même pas ce qu'il attend de nous. Il suffit d'attendre, d'écouter ce qu'il a à dire et de répondre à sa demande. » (*in-actions*)

Pierrick : « Dites-moi si vous êtes d'accord : j'appelle son assistante, sous un prétexte quelconque. Je prends le pari qu'en moins de cinq minutes je sais ce qu'il en est ! » (*actions*)

Rachel : « Et tu seras repéré en moins de cinq secondes ! Non, je n'aime pas le procédé. Je n'aime pas non plus sa façon d'agir, il aurait pu dire ce qui coinçait ! » (*réactions*)

Nous arrêtons là l'exemple, car, si aucun des acteurs n'a la capacité de passer dans les perceptions de ses interlocuteurs, l'incompréhension va s'installer et les comportements de mécommunication apparaître.

Perceptions et immeuble

L'immeuble décrit l'ordre d'utilisation des perceptions et l'importance accordée à chacune. On considère que, lorsqu'une personne utilise plus de 50 % du potentiel d'un étage, elle peut accéder à la perception de cet étage[1] (loi des 50 %).

L'immeuble et les perceptions I

Dans cet exemple, la personne est de Base Persévérant, a vécu une Phase Rêveur et est actuellement en Phase Travaillomane.

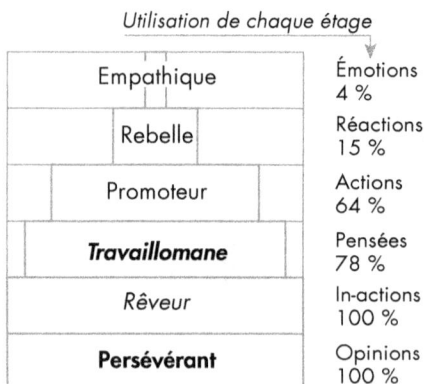

Utilisation de chaque étage

Étage	Perception	%
Empathique	Émotions	4 %
Rebelle	Réactions	15 %
Promoteur	Actions	64 %
Travaillomane	Pensées	78 %
Rêveur	In-actions	100 %
Persévérant	Opinions	100 %

Les pourcentages d'utilisation nous indiquent qu'elle peut utiliser régulièrement les opinions, les in-actions, les pensées et les actions.

La « loi des 50 % » nous dit qu'il vaut mieux éviter d'utiliser avec cette personne les perceptions des émotions et des réactions. Si on lui adresse continuellement des phrases du type « Comment

---

1. En réalité, l'interaction sera agréable et efficace pendant un pourcentage de temps équivalant au pourcentage d'utilisation de cette perception, qui est montré par la « largeur » d'étage dans l'immeuble. Par exemple, si l'étage Rebelle est utilisé à 75 % par une personne, sa communication avec une personne de Base Rebelle sera efficace pendant 75 % du temps de l'échange.

te sens-tu ? », « Est-ce que tu aimes ça ? », il est probable qu'elle ne communique pas très longtemps (le temps de consommer l'énergie disponible aux cinquième et sixième étages) et qu'elle réagisse ensuite par des séquences de stress.

L'ordre des perceptions indique également la façon dont une personne aborde une situation nouvelle qui a une certaine importance à ses yeux. La première perception utilisée est celle de la Base, puis ce sont celles des différents étages dans l'ordre de l'immeuble.

L'immeuble et les perceptions II

Dans l'exemple ci-dessus, l'immeuble indique qu'il y a de grandes chances pour que, face à une décision à prendre, cette personne commence par poser ses opinions, puis se demande ce qu'on attend d'elle et ensuite analyse la situation à partir des faits, pour enfin agir. Les perceptions des derniers étages, Empathique et Rebelle, ne sont utilisées que s'il y a suffisamment de satisfaction des besoins de l'étage Travaillomane (reconnaissance du travail et structuration du temps), qui est sa Phase.

Cette séquence [opinions – in-actions – pensées] sera observable si les besoins psychologiques de cette personne sont satisfaits. Si les besoins de Phase ne sont pas satisfaits, il s'ensuivra une recherche de satisfaction des besoins psychologiques dans la version négative, qui amènera une séquence de stress avec des comportements de mécommunication.

La communication avec chaque structure de personnalité

La communication en fonction des canaux et des perceptions

Afin de communiquer au mieux avec chacun des six types de personnalité, la Process Communication propose d'établir une relation avec l'autre en utilisant ses canaux et ses perceptions.

On identifie les canaux en observant ceux utilisés spontanément par la personne ainsi que ses réponses aux invitations à communiquer : en proposant quatre invitations différentes (une par canal de communication) à votre interlocuteur, vous pouvez repérer ses canaux préférés.

Comment détecte-t-on les canaux et les perceptions ?
On détecte les canaux à partir de la gestuelle, des mimiques du visage, des attitudes corporelles et des tons de voix, et les perceptions à partir du choix des mots (c'est pourquoi on utilise les perceptions aussi bien pour l'écrit que pour la communication orale).

On identifie les perceptions en écoutant les mots et les expressions utilisés par l'interlocuteur. De la même manière qu'avec les canaux, il est possible de proposer à l'interlocuteur différentes perceptions et de repérer celles qui lui « parlent ».

Type de personnalité	Canal	Perception
Empathique	Nourricier	Émotions
Travaillomane	Interrogatif	Pensées
Persévérant	Interrogatif	Opinions
Rêveur	Directif	In-actions/imagination
Promoteur	Directif	Actions
Rebelle	Ludique	Réactions

Types de personnalité, canaux et perceptions

Les personnes de type *Empathique* se sentent touchées par un canal *nourricier* qui vise leurs *émotions*.
Exemple : « Je suis vraiment content que tu te sentes bien parmi nous. »

Les personnes de type *Travaillomane* sont réceptives au canal *interrogatif* qui vise leurs *pensées*.
Exemple : « Qu'est-ce que tu penses de l'organisation de ce week-end ? »

Les personnes de type *Persévérant* préfèrent le canal *interrogatif* qui vise leurs *opinions*.
Exemple : « Quel est ton avis sur sa prise de position en début de discours ? »

Les personnes de type *Rêveur* attendent un canal *directif* qui vise leurs *in-actions* ou leur *imagination*.

Exemple : « Imagine comment éviter les retards d'expédition et fais-moi une proposition lundi matin, s'il te plaît. »

Les personnes de type *Promoteur* se mobilisent avec un canal *directif* qui vise leurs *actions*.

Exemple : « Dis-moi comment tu vas faire. »

Les personnes de type *Rebelle* apprécient de recevoir un canal *ludique* qui vise leurs *réactions*.

Exemple : « Génial, tu as l'air de vraiment aimer cette salle de gym ! »

Exercice : Canaux et perceptions

Imaginons deux personnes discutant après le discours du président de leur association, qui leur a proposé une nouvelle orientation. Voici six phrases possibles pour engager un échange :

1. « Ça te branche, le plan présidentiel ? »

2. « Quelle analyse fais-tu de ce projet du président ? »

3. « Dis-moi ce que tu retiens du projet du président ? »

4. « Parle-moi de ce que tu vas faire du projet du président ! »

5. « Je trouve notre président en pleine forme. »

6. « Quel est ton avis sur le projet du président ? »

Quel est le type de personnalité qui correspond à chaque phrase[1] ?

La communication en fonction de la Base et de la Phase

Base et Phase identiques

Lorsque la Base et la Phase sont identiques, comme c'est le cas pour les personnages pris en exemple dans le chapitre 3, la bonne

---

1. Solution : 1 : Rebelle ; 2 : Travaillomane ; 3 : Rêveur ; 4 : Promoteur ;
   5 : Empathique ; 6 : Persévérant.

communication consiste à utiliser le canal de communication et la perception en satisfaisant le ou les besoins de la personne.

Type de personnalité	Canal	Besoins psychologiques	Perception
Empathique	Nourricier	Reconnaissance de la personne Sensoriel	Émotions
Travaillomane	Interrogatif	Reconnaissance du travail Structuration du temps	Pensées
Persévérant	Interrogatif	Reconnaissance du travail Reconnaissance des convictions	Opinions
Rêveur	Directif	Solitude	In-actions/imagination
Promoteur	Directif	Excitation	Actions
Rebelle	Ludique	Contact	Réactions

Prenons quelques exemples de phrases. À vous d'*imaginer* le canal de communication (ton de voix, attitude, phrasé, mimiques, gestes) en lisant ces phrases, car l'écrit ne peut rendre que la perception et la satisfaction du besoin psychologique.

Empathique : « Je suis content de parler avec toi. »

Travaillomane : « Quel est le temps nécessaire pour que tu nous présentes tes résultats ? »

Persévérant : « Quel est ton avis sur ce qu'il convient de mettre en place ? »

Rêveur : « Donne-nous tes disponibilités. »

Promoteur : « Parle-moi de ce que tu vas faire pour gagner ce pari ! »

Rebelle : « Aimerais-tu participer au journal de l'entreprise ? »

Base et Phase différentes : la formule de communication

Lorsque la Base et la Phase sont différentes, soit avec deux personnes sur trois, la bonne communication consiste à utiliser le canal de communication et la perception de la Base tout en cherchant à satisfaire le ou les besoins de la Phase.

La Process Communication résume ce fonctionnement par la **formule de communication** :

« J'entends avec ma Base et je suis motivé par ma Phase. »

Nous acceptons les messages de nos interlocuteurs lorsque la forme de la communication (canal + perception) correspond à notre Base. Une fois ce message entendu, nous sommes motivés à agir selon les besoins de la Phase.

Décision

« Est-ce que tu penses venir avec nous demain à 15 heures ? » est une phrase formulée avec un canal interrogatif, qui vise la perception des pensées. Cette phrase convient à une personne en Base Travaillomane. Sa réponse (ici, accepter ou non de venir avec l'interlocuteur qui l'a sollicitée) dépend de sa Phase. Si elle est en Phase Travaillomane (donc Base et Phase identiques), elle va choisir en fonction de ce qu'elle a prévu de faire (structuration du temps) et de sa possibilité d'apporter des informations ou une compétence spécifique le lendemain (reconnaissance du travail). Si sa Phase est Empathique, elle va décider en fonction de la qualité de sa relation avec l'interlocuteur qui l'invite (reconnaissance de la personne) et du confort du lieu de rendez-vous (sensoriel). Si sa Phase est Rebelle, c'est la nouveauté et le nombre de rencontres possibles qui vont décider de sa venue (contact), et ainsi de suite pour chaque Phase possible (Promoteur => excitation possible, Persévérant => reconnaissance des convictions et du travail, Rêveur => solitude).

Exercice : Quelle est la structure de personnalité sollicitée ?

Quelle Base et quelle Phase les phrases suivantes interpellent-elles ? (Pour vous aider à faire l'exercice, disons que globalement la Base est concernée par la forme de la communication et la Phase par le contenu de l'échange.)

1. « Je suis content de relever ce défi. »

2. « Je trouve pertinent que tu puisses rester à distance des événements. »

3. « Explique-moi ce qui te branche dans ce genre de soirée. »

4. « Veux-tu prendre en charge l'accueil de nos amis étrangers au site ? »

81

5. « Prends le temps de développer tes préconisations. »

6. « Dis-moi ce qui fait que j'apprécie autant ta compagnie ! »

7. « Je te propose de nous parler maintenant de la façon dont tu as organisé la journée. »

8. « Ça te tente, d'accueillir nos invités ? »

9. « Mon opinion à propos du rapport que tu as réalisé est tout à fait favorable. »

10. « Quels sont les faits dont tu disposes pour surprendre le staff de direction ? »

11. « Imagine-moi un plan d'action simple et efficace. »

12. « Cela te plairait-il de rédiger l'édito du journal ? »[1]

Suggestions d'entraînement I

Ne tentez pas de pratiquer immédiatement l'ensemble des concepts décrits précédemment. Voici une suggestion de plan d'entraînement personnel.

Dans un premier temps, prenez conscience de vos propres besoins et de la manière de les satisfaire de façon positive, en évitant la version négative de la satisfaction de vos besoins psychologiques. Puis cherchez à satisfaire les besoins psychologiques de vos proches par quelques mots ou attitudes simples. Une fois ce temps de pratique sur les besoins effectué, vous saurez quoi faire pour satisfaire vos propres besoins de Phase et ainsi avoir l'énergie nécessaire pour travailler les canaux de communication.

Ensuite, vous pouvez centrer votre attention sur la façon dont les personnes s'expriment entre elles, en n'écoutant que la forme. Par exemple, en écoutant, à la télévision, comment les interviews sont conduites par les journalistes ou les présentateurs (en évitant les interviews de politiques, trop formatées « langue de bois »). Le but est d'identifier le canal proposé par celui qui débute la

---

1. Solution : 1 : Empathique en Phase Promoteur ; 2 : Persévérant en Phase Rêveur ; 3 : Promoteur en Phase Rebelle ; 4 : Travaillomane en Phase Empathique ; 5 : Rêveur en Phase Persévérant ; 6 : Promoteur en Phase Empathique ; 7 : Empathique en Phase Travaillomane ; 8 : Rebelle en Phase Empathique ; 9 : Persévérant en Phase Travaillomane ; 10 : Travaillomane en Phase Rebelle ; 11 : Rêveur en Phase Promoteur ; 12 : Rebelle en Phase Persévérant.

communication, et de voir si cette invitation trouve la réponse appropriée ou non. Après cette phase d'observation, vous pouvez vous entraîner à varier votre propre communication, en changeant de canal. Commencez par des conversations dont vous maîtrisez bien le contenu, car il est trop difficile de gérer à la fois la forme (le choix du canal) et le contenu (réponses aux questions, argumentations et réfutations).

Une fois votre temps d'entraînement sur les canaux satisfaisant, vous pouvez passer aux perceptions. Là également, il est préférable de commencer par l'observation. Il est possible d'analyser la structure des écrits : lettres, rapports, etc., et de chercher les mots et expressions significatifs des perceptions.

La communication

La Process Communication définit cinq canaux de communication, dont quatre sont corrélés avec les six types de personnalité.

Les perceptions décrivent la façon dont une personne perçoit son environnement. Il y a six perceptions : émotions, pensées, opinions, inactions, actions et réactions.

Chaque type de personnalité utilise des canaux et des perceptions qui lui sont propres.

La bonne communication suppose d'utiliser les canaux et les perceptions et de satisfaire les besoins psychologiques de l'interlocuteur.

Lorsque la Base et la Phase sont différentes, la bonne communication consiste à utiliser les canaux et les perceptions de la Base et à satisfaire les besoins psychologiques de la Phase (formule de communication).

Chapitre 7

La mécommunication

Les comportements de **mécommunication** apparaissent lorsque nos besoins psychologiques, particulièrement ceux de la Phase, ne sont pas satisfaits. Nous allons voir comment chaque type de personnalité réagit à cette non-satisfaction.

Les masques et les trois degrés de mécommunication

Lorsqu'une personne entre dans une **séquence de mécommunication** (ou **séquence de stress** ; en Process Communication, les deux termes sont quasi synonymes), elle manifeste des comportements qui sont associés à des **masques**. Ces masques sont les indicateurs de la progression dans la séquence de mécommunication et sont repérables grâce aux tons de voix, attitudes, mimiques du visage, gestes et mots utilisés par la personne.

La notion de masque traduit deux idées fortes :

- Quel que soit le masque porté par une personne, celle-ci reste un être humain qui est fondamentalement « bon ».

- Lorsqu'une personne est derrière un masque, son message est déformé et difficile à recevoir.

Les **trois degrés de mécommunication** constituent une séquence comportementale observable et prévisible. Le premier degré désigne le « signal d'alarme » de l'arrivée d'une communication déficiente, le deuxième degré l'expression des mécanismes d'échec et le troisième degré le résultat négatif de cette séquence comportementale. La métaphore de l'immeuble décrit ces trois degrés de mécommunication comme l'**escalier qui mène au sous-sol**, le **sous-sol** et la **cave**.

Que se passe-t-il lorsque nous démarrons une séquence de stress ?
Une fois déclenchée, la séquence comportementale peut s'arrêter à tout moment. Ainsi, sur dix fois où nous « descendons » dans notre premier degré de stress, peut-être n'y a-t-il que sept fois où nous allons jusqu'au deuxième degré et quatre fois jusqu'au troisième. Tout dépend de notre énergie, donc de la satisfaction de nos besoins psychologiques, qui nous permet de rester dans les étages de communication de l'immeuble.

Les séquences comportementales de mécommunication étant enclenchées dès que nos besoins de Phase ne sont pas satisfaits, le **stress** est donc défini, dans ce modèle, comme la non-satisfaction des besoins de la *Phase*. Lorsque ce sont les besoins de la *Base* qui ne sont pas satisfaits, et cela de façon prolongée, nous parlons de **stress fort**.

L'enchaînement des comportements est prévisible et observable. Si la situation stressante se maintient et que vous connaissez la structure de personnalité de la personne, vous pouvez aisément prévoir ce qui va se passer. Ce qui n'est pas prévisible, c'est la capacité qu'a une personne à rester, malgré le stress de la situation vécue, dans une position de communication. L'un des intérêts du Process est d'aider la personne à développer cette capacité par la compréhension de son propre fonctionnement.

Le premier degré de mécommunication : les drivers

Comme nous l'avons vu au chapitre 2, les drivers ont été le premier concept découvert par Taibi Kahler. L'anglais *driver* signifie « ce qui nous conduit ». Taibi Kahler avait en effet remarqué que ces comportements précédaient les comportements négatifs et « conduisaient » la personne vers des mécanismes d'échec.

Le nom driver est aussi bien choisi parce que, dans ce type de comportements, nous sommes comme « dirigés » par un pilote automatique qui modifie notre mode de pensée.

Par l'un de ces jeux de mots dont l'inconscient humain est friand, il est possible de dire que les drivers sont également bien nommés puisqu'ils ont conduit Taibi Kahler lui-même à développer sa propre approche, ce qu'il n'imaginait peut-être pas lors de cette découverte en 1970…

Les **drivers** sont des comportements subtils, qui ne durent que quelques secondes et qui traduisent une contrainte interne[1], que nous allons faire peser sur nos « épaules » ou sur celles des autres. Ils altèrent notre capacité de penser. C'est un niveau où il n'y a pas d'émotion, simplement quelquefois la conscience d'un discours interne (nous nous parlons à nous-mêmes)[2].

Deux types de personnalité – Persévérant et Promoteur – font peser ces contraintes internes sur les autres, en adoptant une position similaire à celle d'un parent avec un enfant. Ces drivers sont appelés **drivers Parent**[3] (en abrégé, **drivers P**). Les quatre autres types – Empathique, Travaillomane, Rêveur et Rebelle – manifestent des comportements où ils s'imposent à eux-mêmes le driver. Nous parlons alors de **drivers Enfant**[4] (en abrégé, **drivers E**, ou, le plus souvent, **drivers**).

Chaque type de personnalité « prévient », en quelque sorte, son interlocuteur si le canal de communication utilisé ne lui convient pas. Il envoie des messages comportementaux subtils, qui indiquent que la

---

1. Le mot « compulsion » serait plus précis, mais, comme il est lié à la littérature psychanalytique, nous lui avons préféré « contrainte interne », en référence au terme « messages contraignants » utilisé en analyse transactionnelle pour décrire l'intégration de ces comportements. Mais la notion de répétition sans fin de comportements sans satisfaction libidinale évidente, propre à la notion de compulsion, convient bien aux drivers.
2. C'est pourquoi certains auteurs français ont traduit *driver* par « petite voix ».
3. Il s'agit de « l'état du moi Parent » de l'analyse transactionnelle, qui est la copie de figures parentales intégrées (introjectées) dans la petite enfance.
4. Il s'agit de « l'état du moi Enfant Adapté » de l'analyse transactionnelle, qui est l'organisation des comportements élaborés en réponse aux demandes parentales.

qualité de la communication diminue et que, si rien ne change, dans quelques minutes, une mésentente peut s'enclencher. Lorsque, de façon naturelle, l'interlocuteur perçoit cette légère diminution de la qualité de la relation et qu'il la prend en compte, la personne peut sortir du driver et « remonter » dans son immeuble. Tout cela peut se dérouler de façon tout à fait inconsciente et automatique, au cours d'une conversation, sans que les interlocuteurs y prêtent attention.

Chacun des types de personnalité utilise un driver différent.

Type de personnalité	Driver
Empathique	Fais plaisir
Travaillomane	Sois parfait
Persévérant	Sois parfait P
Rêveur	Sois fort
Promoteur	Sois fort P
Rebelle	Fais effort

Types de personnalité et drivers

Le repérage des drivers

Comment Taibi Kahler a-t-il réussi à découvrir et à identifier les drivers ?
Il a utilisé des enregistrements vidéo et de grands tableaux de synthèse, pour relier entre eux mots, expressions du visage, tons de voix, gestes et positions corporelles.

Comme ces comportements subtils qui caractérisent les masques du premier degré ne durent que quelques secondes, leur identification n'est pas aisée.

Il y a deux moyens pour effectuer ce repérage :

- l'attitude générale ;

- les comportements plus fins : attitudes, mimiques, tons de voix, gestes, choix des mots.

Les drivers Parent

Type de personnalité	Driver	Masque	Attitude générale	Comportements fins
Persévérant	Sois parfait P		Remarque seulement les défauts Très exigeant Rigide Pointilleux	Ton de voix accusateur Sourcils froncés Regard perçant Questions compliquées
Promoteur	Sois fort P	Driver Parent[1]	Ne donne pas de soutien Ne supporte pas les faiblesses, les échecs	Ton de voix monocorde Visage de marbre, dur Gestes de robot Discours « détaché »

1. Les représentations des masques dans ce tableau et les suivants sont celles du support du séminaire Process Communication Management. Avec l'aimable autorisation de Kahler Communication France.

Identifier les drivers Parent

Les personnes de type Persévérant exigent des autres qu'ils soient parfaits. Elles se focalisent sur les défauts et occultent les réussites.

Sous l'influence de ce driver, leur communication non verbale traduit à l'interlocuteur leur jugement et leur exigence de perfection. Elles disent des phrases comme :

« *Je croyais pourtant avoir été clair.* »

« *Êtes-vous censé être un spécialiste de ce genre de problème ?* »

« *Qu'est-ce qui te permet d'agir ainsi ?* »

Les personnes de type Promoteur exigent des autres qu'ils soient forts. Elles deviennent dures, insensibles et sans états d'âme.

Sous l'influence de ce driver, leur communication non verbale traduit à l'interlocuteur leur détermination et leur exigence de force. Elles disent des phrases comme :

« *C'est ton problème, pas le mien.* »

« Si vous êtes capable d'assurer, de tenir le coup, nous atteindrons l'objectif. »

« Bouge-toi, ramène des résultats, pas des excuses ! »

Les drivers Enfant

Type de personnalité	Driver	Masque	Attitude générale	Comportements fins
Empathique	Fais plaisir		Manque d'affirmation de soi, de fermeté Privilégie les besoins des autres Demandes hésitantes	Ton de voix plaintif Le ton monte vers l'aigu en fin de phrase
Travaillomane	Sois parfait		Fait tout lui-même (il ne délègue pas) Perfectionniste : fait et refait les choses Revérifie	Utilise des mots compliqués, des phrases longues Compte avec les doigts de la main
Rêveur	Sois fort	Driver Enfant	Se ferme, se retire en lui-même Répond aux questions en peu de mots Attitude figée	Visage neutre, sans émotion ni expression Froid, figé, ton de voix monocorde et neutre Regard vers le haut, « dans les nuages »
Rebelle	Fais effort		Peine, « rame » Fait beaucoup d'efforts pour peu de résultats Semble sous pression Cherche ses mots	Expression faciale douloureuse, crispée Poings serrés Ton de voix fatigué et pénible

Identifier les drivers Enfant

Les personnes de type Empathique s'efforcent de faire plaisir aux autres. Elles cherchent à satisfaire l'autre au détriment de leur propre bien-être.

Sous l'influence de ce driver, leur communication non verbale traduit à l'interlocuteur leur intention de faire que l'autre se sente bien. Elles disent des phrases comme :

« Euh... Est-ce que cela te convient, dis ? »

« Bien sûr... pour demain matin, le compte d'exploitation, oui, oui... vous l'aurez. »

« Est-ce que tu veux bien regarder si tu as le temps de venir m'aider ? »

Les personnes de type Travaillomane s'efforcent d'être parfaites. Elles cherchent à réaliser leurs tâches sans défauts, au détriment de leur repos.

Sous l'influence de ce driver, leur communication non verbale traduit à l'interlocuteur leur perfectionnisme. Elles disent des phrases comme :

« Si j'ai bien compris ce que tu veux, il faut assembler les trois éléments de la structure modulaire, en pensant bien à l'ordre de mise sous tension. D'abord l'élément B, et non le A, comme on pourrait le penser, si on se réfère à la documentation technique du modèle précédent, qui présentait justement un inconvénient sur ce sujet... »

« Afin d'être bien clair par rapport aux drivers, qui constituent un sujet très complexe, soit dit en passant, il nous faut nous souvenir qu'ils ont pour origine les messages parentaux, au sens où bien sûr l'analyse transactionnelle l'entend actuellement, car il ne faudrait pas qu'il y ait d'incompréhension par rapport à la notion de message, qui a subi une évolution depuis qu'elle a été posée par Eric Berne, grâce aux apports des Goulding, qui réintroduisent dans l'analyse de ce phénomène la notion de décision, donc de choix, de choix inconscient bien sûr, vis-à-vis des messages parentaux. »

Les personnes de type Rêveur s'efforcent d'être fortes face aux autres. Elles cherchent à se protéger, en ne montrant pas d'émotion, au détriment de l'échange avec l'autre.

Sous l'influence de ce driver, leur communication non verbale traduit à l'interlocuteur leur enfermement sur elles-mêmes. Elles disent des phrases comme :

« Il m'arrive d'y songer. »

« Oui. »

« Peut-être... c'est possible. »

Les personnes de type Rebelle s'efforcent de faire beaucoup d'efforts pour les autres. Elles déploient énormément d'énergie pour très peu de résultats, au détriment d'une réussite calme et satisfaisante.

Sous l'influence de ce driver, leur communication non verbale traduit à l'interlocuteur leur agitation :

« Oui, alors, tu m'as dit que c'était... euh... important... de... euh... tu voulais quoi, déjà ? »

« J'y comprends rien... Que c'est compliqué... compliqué... Alors bon, ce qu'il faut faire, c'est chercher à... »

« Hein... oui, oui... j'ai compris... Alors je vais le voir, c'est ça ?... Non ? Ah, bon... »

Exercice : Quel est mon driver de Phase ?

Repensez à une situation de légère opposition qui soit récente, avec l'un de vos proches. Repassez le film de ce qui s'est passé pour vous. Ralentissez-le de façon à pouvoir identifier l'enchaînement de vos pensées et comportements. Avant que le conflit éclate, quelle pression interne vous êtes-vous imposée ? Qu'est-ce que vous vous êtes dit en termes de « Je dois » ou de « Je ne dois pas », de « J'aurais dû » ou de « Je n'aurais pas dû » ? Vous pouvez noter vos réponses et chercher dans les descriptions des six drivers celui qui décrit le mieux ce qui s'est passé pour vous. Si ce comportement est habituel chez vous avant un conflit, alors, bravo, vous avez sûrement identifié votre driver de Phase.

Ajoutons deux remarques sur cette contrainte interne qu'est le driver :

- Nous n'avons pas forcément conscience de l'aspect contraignant de ces comportements. Ils peuvent même être vécus comme une source de plaisir (travail parfait, etc.). Tout dépend du « prix à payer » pour ce plaisir. Ainsi, le Sois parfait peut amener à se priver de repos, le Fais plaisir à négliger ses propres besoins, etc.

- Cela peut être une bonne chose que de chercher à être parfait, à faire plaisir aux autres, à faire semblant d'avancer tout en résistant ou à n'exprimer aucune émotion. La difficulté tient à la contrainte interne : l'individu se sent « obligé de » faire plaisir, faire effort, être fort ou être parfait. S'il n'y a pas de contrainte, pas de sentiment d'être « obligé de », il y a peu de chances que le comportement soit source de conflit ou d'incompréhension.

Répondre aux drivers

Les drivers étant le signal discret d'une possible difficulté relationnelle, il suffit de les prendre en compte pour que la personne ne descende pas plus dans ses niveaux de mécommunication. S'il s'agit de nous-mêmes, la sortie du niveau des drivers pour « remonter dans notre immeuble » s'effectue par la satisfaction de nos besoins de Phase. S'il s'agit d'une autre personne, la satisfaction des besoins psychologiques de l'interlocuteur se fait par la communication adaptée au type de personnalité (ce qui permettra de satisfaire ses besoins de Phase).

Type de personnalité	Driver	Canal	Perception
Empathique	Fais plaisir	Nourricier	Émotions
Travaillomane	Sois parfait	Interrogatif	Pensées
Persévérant	Sois parfait P	Interrogatif	Opinions
Rêveur	Sois fort	Directif	In-actions
Promoteur	Sois fort P	Directif	Actions
Rebelle	Fais effort	Ludique	Réactions

Inviter l'interlocuteur à ôter son masque de driver

Si cela ne suffit pas pour rétablir une bonne communication (c'est-à-dire un échange dans un canal de communication, en langage Process), il faut alors établir une communication en fonction de la structure de personnalité de l'interlocuteur : le canal et la perception de la Base, pour satisfaire les besoins psychologiques de la Phase.

Suggestions d'entraînement II

Si vous vous êtes entraîné à l'utilisation des canaux et des perceptions, vous pouvez utiliser maintenant cette compétence dans vos échanges : dès que votre interlocuteur « entre en mécommunication » (il sort d'un canal de communication pour entrer dans un driver), vous lui offrez son canal de communication préféré (celui de sa Base) et vous avez le plaisir de constater que la qualité de votre relation augmente en un instant.

Pour lui offrir encore plus, votre communication utilisera le canal et la perception appropriés pour satisfaire le(s) besoin(s) psychologique(s) correspondant au driver repéré.

Le deuxième degré de mécommunication : les mécanismes d'échec

Au deuxième degré apparaissent les émotions ainsi que les mécanismes d'échec. Les **mécanismes d'échec** tendent à satisfaire les besoins psychologiques dans leur version négative. Les émotions ressenties, souvent exprimées au travers des masques, sont inefficaces et, au final, désagréables pour nous, car elles n'amènent pas de modification de notre ressenti et de la situation. Ces émotions perturbatrices de la relation sont appelées **rackets**[1], **émotions parasites** ou **émotions de couverture**.

Combien y a-t-il de mécanismes d'échec ? Chacun des trois masques – geignard, attaquant et blâmeur – correspond à deux mécanismes d'échec. On a donc six mécanismes d'échec, un par type de personnalité.

Trois masques sont visibles dans le deuxième degré : les masques du **geignard**, de l'**attaquant**

---

1. Concept venant de l'analyse transactionnelle.

et du **blâmeur**. Contrairement aux drivers, les masques du deuxième degré sont facilement repérables et peuvent s'exprimer sur une durée très longue.

Le masque du geignard

Les comportements expriment une position de dévalorisation : l'individu se sent en infériorité, que ce soit par rapport aux autres ou par rapport à la situation. Le vécu interne du geignard est : « Je ne vaux rien, tu as de la valeur. »

Type de personnalité	Masque	Mécanisme d'échec	Racket	Comportements
Empathique		Faire des erreurs	Doute de soi Confusion Inquiétude	Manque d'affirmation de soi, se moque de lui-même Oublis, mots malheureux, etc. A du mal à comprendre
Rêveur		Attendre passivement	Blessé, angoissé Gêné, timide Sentiment de ne pas être à sa place	Isolement prolongé Projets démarrés et non finis Maladies à répétition

Manifestations du masque du geignard

Les personnes de type *Empathique*, au deuxième degré de stress, *font des erreurs*. Ce n'est ni volontaire ni par recherche de provocation, c'est l'expression de leur mal-être. Les sentiments parasites de confusion, d'inquiétude et de doute de soi les empêchent de penser clairement. Dans un premier temps, cela peut parfois fonctionner et permettre d'obtenir de l'attention personnalisée de la part de l'entourage, qui s'inquiète de ces erreurs et difficultés. Cette satisfaction des besoins psychologiques ne dure pas, car l'accumulation des erreurs amène de plus en plus de critiques (satisfaction des besoins dans la version négative) et de moins en moins de prise en compte de la personne (ce qui correspond à la satisfaction des besoins dans la version positive).

Les personnes de type *Rêveur*, au deuxième degré de stress, *attendent passivement*, comme s'il suffisait de « laisser passer l'orage » pour voir venir le beau temps. Renfermées sur elles-mêmes, elles ne laissent transparaître que très peu de choses, semblent inaccessibles et inactives.

Le masque de l'attaquant

Les comportements expriment une position de survalorisation : l'individu se sent en supériorité, que ce soit par rapport aux autres ou par rapport à la situation. Le vécu interne de l'attaquant est : « Je suis valable, tu ne vaux rien. »

Type de personnalité	Masque	Mécanisme d'échec	Racket	Comportements
Travaillomane		Surcontrôler	Colère Triomphe Irritation	Critique, attaque Exige une compréhension immédiate A des problèmes d'ordre, d'argent, d'horaires
Persévérant		Partir en croisade	Colère Vertueux, sûr de son bon droit Jaloux	Excessivement méfiant Ne supporte pas les critiques Rigueur excessive

Manifestations du masque de l'attaquant

Les personnes de type *Travaillomane*, au deuxième degré de stress, *surcontrôlent*, c'est-à-dire qu'elles cherchent à imposer une maîtrise totale à leur environnement. Cette maîtrise doit leur permettre de décider et d'anticiper tout ce qui va arriver.

Les personnes de type *Persévérant*, au deuxième degré de stress, *partent en croisade*. Elles serinent à leur entourage le même discours, qu'elles martèlent en rappelant les valeurs qui leur semblent fondamentales.

Le masque du blâmeur

Les comportements expriment une position de survalorisation : l'individu se sent en supériorité, que ce soit par rapport aux autres ou par rapport à la situation. Le vécu interne du blâmeur est : « Tu me veux du mal, donc je te ferai du mal le premier. »

Type de personnalité	Masque	Mécanisme d'échec	Racket	Comportements
Rebelle		Blâmer	Irréprochable Jaloux Ennuyé Revanchard	Rejette la faute sur les autres Râle, se plaint Dit beaucoup « Oui, mais... »
Promoteur		Manipuler	Irréprochable Triomphant Vengeur Invincible	Ignore ou enfreint les règles Développe un jeu personnel Est à l'origine de tensions

Manifestations du masque du blâmeur

Les personnes de type *Rebelle*, au deuxième degré de stress, *blâment*, en accusant les autres personnes ou les événements d'être responsables de ce qu'il leur arrive.

Les personnes de type *Promoteur*, au deuxième degré de stress, *manipulent*, en coinçant les autres et en créant des tensions entre les personnes.

Remarque sur la manipulation

On peut considérer que toute personne, quel que soit son type de personnalité, manipule son environnement par l'intermédiaire des sentiments parasites lorsqu'elle est dans un deuxième degré de mécommunication. La plupart du temps, la personne n'a pas conscience de cette manipulation. En revanche, le type Promoteur, lorsqu'il est sous stress, manipule de façon plutôt consciente. Il se sent coincé et amène par manipulation une autre personne à prendre sa place afin que ce soit elle qui soit coincée. Le Promoteur déroule ce stratagème avec l'impression qu'« il n'a pas d'autre choix ».

Manipulation chez le Promoteur

Un commercial de type Promoteur vient de rater une prise de rendez-vous avec un gros client. Il va voir son responsable des ventes et lui dit : « Je viens de téléphoner à M. X de chez Y-entreprise pour obtenir un rendez-vous. Agenda surchargé, impossible de décrocher quelque chose. Qu'est-ce que tu aurais fait, toi ? – Oh, je lui aurais sorti le bon vieux coup du faux choix : vous préférez un rendez-vous en début ou en fin de semaine ? – Ah oui ? Eh bien, c'est exactement ce que j'ai fait. Il m'a raccroché au nez ! »

Le responsable est coincé : il ne peut pas reprocher son échec à son collaborateur puisque celui-ci a suivi la méthode « prescrite ». Notre type Promoteur se dit « n'y être pour rien » et, d'ailleurs, c'est « presque la faute du chef s'il a échoué »… ! C'est une manipulation d'une personne de type Promoteur qui veut se sortir de la situation où elle se vit comme coincée, et n'entrevoit que cette possibilité pour se dégager.

Le troisième degré de mécommunication : le rejet

Combien y a-t-il de masques ?

Il y a six masques : deux pour le premier degré de mécommunication (driver Parent et driver Enfant), trois pour le deuxième degré (geignard, attaquant et blâmeur) et un masque unique pour le troisième degré (désespéré).

Tant que les mécanismes d'échec et les sentiments parasites permettent d'obtenir de l'entourage la satisfaction négative des besoins psychologiques, la personne montre son masque de deuxième degré. Lorsque ce n'est plus possible, parce que la personne se retrouve seule ou parce que l'entourage refuse de répondre par de l'attention négative, elle passe dans le troisième degré de mécommunication, le **rejet**, et montre le masque du **désespéré**. Les six types de personnalité montrent ce même masque, en troisième degré, avec des vécus légèrement différents qui reflètent leur mal-être.

Type de personnalité	Masque	Racket	Comportements
Empathique Travaillomane Persévérant Rêveur Promoteur Rebelle		Désespéré Coincé Rejeté Sans valeur	Victime qui vit les autres comme refusant de l'aider ou comme responsables de ce qui lui arrive

Le masque du désespéré

Les types de personnalité et les trois degrés de mécommunication

Nous allons voir maintenant comment chacun des six types de personnalité « entre en mécommunication », passant du premier niveau de l'immeuble (sa Base), où il utilise le canal de communication et la perception correspondants, aux trois degrés de mécommunication.

Cette descente progressive se fait à la suite de la non-satisfaction du ou des besoins psychologiques et aboutit aux échecs personnel et professionnel du troisième degré. On invite donc la personne à sortir de ces comportements de stress en satisfaisant ses besoins psychologiques et en utilisant le canal de communication et la perception adéquats.

Peut-on passer directement du 1er degré au 3e degré ?
Non, la descente des trois degrés est progressive.

Plus longtemps la personne est restée dans ses degrés de mécommunication, plus il faut de temps pour que cette invitation à sortir du stress trouve une réponse qui lui permette de remonter dans son immeuble.

Empathique

	Masques		Comportements	Besoins
1er niveau			*Canal* : nourricier *Perception* : émotions	Reconnaissance de la personne Sensoriel
1er degré		Fais plaisir	Manque de fermeté Privilégie les besoins des autres Demandes hésitantes	*Recherche négative de satisfaction du besoin :* Fait des erreurs Déprime
	Driver Enfant			
2e degré		Mécanisme d'échec	Faire des erreurs	
		Sentiments parasites	Doute de soi Confusion Inquiétude	
	Geignard	Signaux d'alarme	Manque d'affirmation de soi Se moque de lui-même Oublis, mots malheureux, etc. A du mal à comprendre	
3e degré		Se sent rejeté, pas aimé	« Je sentais bien qu'on ne m'aimait pas. »	
	Désespéré			

Travaillomane

	Masques		Comportements	Besoins
1er niveau			*Canal* : informatif *Perception* : pensées	Reconnaissance du travail Structuration du temps
1er degré	Driver Enfant	Sois parfait	Fait tout lui-même (ne délègue pas) Perfectionniste : fait et refait les choses Revérifie	*Recherche négative de satisfaction du besoin :* Surmenage Irritation quant aux horaires non respectés
2e degré	Attaquant	Mécanisme d'échec	Surcontrôler	
		Sentiments parasites	Colère Triomphe Irritation	
		Signaux d'alarme	Critique, attaque Exige une compréhension immédiate A des problèmes d'ordre, d'argent, d'horaires	
3e degré	Désespéré	Se sent rejeté, sans valeur, épuisé, et rejette les autres	« Ils ne comprennent rien, ils sont stupides. »	

Persévérant

	Masques		Comportements	Besoins
1er niveau			*Canal* : informatif *Perception* : opinions	Reconnaissance du travail Reconnaissance des convictions
1er degré	 Driver Parent	Sois parfait P	Remarque seulement les défauts Très exigeant Rigide, pointilleux	*Recherche négative de satisfaction du besoin :* Surmenage Veut avoir raison à tout prix
2e degré	 Attaquant	Mécanisme d'échec	Partir en croisade	
		Sentiments parasites	Colère Vertueux Sûr de son bon droit Jaloux	
		Signaux d'alarme	Excessivement méfiant Ne supporte pas les critiques Rigueur excessive Pointe les incohérences	
3e degré	 Désespéré	Se sent rejeté, sans valeur, trahi, et rejette les autres	« Ils sont incapables de s'investir. »	

Rêveur

	Masques		Comportements	Besoin
1er niveau			*Canal* (recevoir) : directif *Canal* (émettre) : interrogatif *Perception* : in-actions	Solitude
1er degré	Driver Enfant	Sois fort	Se ferme, se retire en lui-même Répond aux questions en peu de mots Attitude figée	*Recherche négative de satisfaction du besoin :* Dispersion
2e degré	Geignard	Mécanisme d'échec	Attendre passivement	
		Sentiments parasites	Blessé, angoissé Gêné, timide Sentiment de ne pas être à sa place	
		Signaux d'alarme	Isolement prolongé Projets démarrés et non finis Maladies à répétition	
3e degré	Désespéré	Se sent rejeté, non voulu	« Personne ne m'a dit ce que je devais faire. »	

Promoteur

	Masques		Comportements	Besoin
1er niveau			*Canal* : directif *Perception* : actions	Excitation
1er degré	Driver Parent	Sois fort P	Ne donne pas de soutien Ne supporte pas les faiblesses, les échecs	*Recherche négative de satisfaction du besoin :* Prendre des risques (sécurité, loi)
2e degré	Blâmeur	Mécanisme d'échec	Manipuler	
		Sentiments parasites	Irréprochable Triomphant Vengeur	
		Signaux d'alarme	Ignore ou enfreint les règles Développe un jeu personnel Est à l'origine de tensions dans son entourage	
3e degré	Désespéré	Se sent rejeté, pris au piège Rejette et abandonne les autres	« Ils ne tiennent pas le coup, ce sont des perdants. »	

Rebelle

	Masques		Comportements	Besoin
1er niveau			*Canal* : ludique *Perception* : réactions	Contact
1er degré	 Driver Enfant	Fais effort	Peine, « rame » Fait beaucoup d'efforts pour peu de résultats Semble sous pression Cherche ses mots	*Recherche négative de satisfaction du besoin :* Provoquer, susciter la colère, l'irritation
2e degré	 Blâmeur	Mécanisme d'échec	Blâmer	
		Sentiments parasites	Irréprochable Jaloux Ennui	
		Signaux d'alarme	Rejette la faute sur les autres Râle, se plaint Dit beaucoup « Oui, mais... »	
3e degré	 Désespéré	Se sent rejeté, coincé, agressé, revanchard, et rejette les autres	« Ils vont me le payer. »	

Comportements de mécommunication et immeuble

Face à un stress courant (donc à une non-satisfaction du ou des besoins de la Phase), c'est la Phase qui réagit, d'abord par le driver,

Les Phases vécues jouent-elles un rôle dans la gestion de la situation stressante ?
Non, le passage de la gestion par la Phase à une gestion par la Base se fait sans passer par les éventuelles Phases vécues.

puis par le masque de deuxième degré. Si la situation se maintient sans satisfaction des besoins de la Phase, la Base prend le relais. La personne montre alors son deuxième degré de la Base. Et si le stress continue, le troisième degré de la Base apparaît.

Le driver de la Base placé juste en dessous de la Base ne participe pas à la séquence de stress. Il est constamment présent, mais comme « déconnecté » de la séquence de stress courant, puisque n'entraînant pas automatiquement un conflit. Il est donc activé par une situation très légèrement stressante, mais ne sera suivi d'une séquence de stress que dans le cas d'une situation de stress fort.

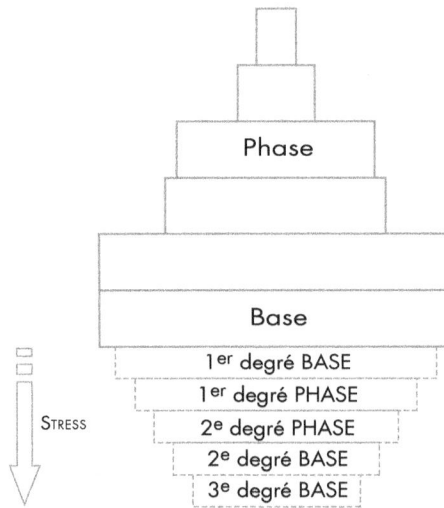

Phase

Base

1er degré BASE
1er degré PHASE
2e degré PHASE
2e degré BASE
3e degré BASE

STRESS

© Groupe Eyrolles

Exemple de Stress pour une personne en Phase Rebelle

Le driver est Fais effort. Par conséquent, la personne en Phase Rebelle dépense beaucoup d'énergie pour tenter d'agir ou essayer de comprendre les choses dès que son besoin de la Phase (contact) n'est pas suffisamment satisfait. Il se force à faire des efforts, peine, « rame ». Que ce soit dans un domaine professionnel ou dans un domaine personnel, il a tendance à ne pas savoir décider, hésitant entre deux solutions, et à chercher à ce que les autres décident pour lui. Si la non-satisfaction de son besoin de contact se poursuit, ces comportements l'amènent vers le deuxième degré. Il montre son masque de blâmeur, accuse les autres de ce qui lui arrive, râle et se sent coincé. Le driver l'a conduit vers le conflit.

Si la situation de stress (donc de non-satisfaction des besoins de la Phase) s'intensifie, ce sont les mécanismes d'échec de la Base qui risquent d'apparaître.

Séquences de mécommunication Phase/Base et immeuble

Dans cet exemple, la personne est de Base Travaillomane et a vécu deux Phases : Rebelle et Persévérant.

Elle est en Phase Empathique, par conséquent ses besoins psychologiques sont la reconnaissance de la personne et le besoin sensoriel.

Si cette personne se trouve dans une situation où ses besoins de la Phase ne sont pas satisfaits, elle commence par manifester son stress par un Fais plaisir (premier degré de mécommunication de la Phase), puis par le masque du geignard (deuxième degré de mécommunication de la Phase). Si le stress continue, la Base prend le relais avec le deuxième degré de mécommunication de la Base. Ici, avec le Travaillomane, c'est un masque d'attaquant. Ce change-

| Rêveur |
| Promoteur |
| *Empathique* |
| *Persévérant* |
| *Rebelle* |
| **Travaillomane** |

ment de comportement peut être surprenant pour l'entourage, car cette personne passe de comportements de doute de soi à des comportements de critique et de dévalorisation des autres.

Si la situation vécue ne change pas, la personne peut aller jusqu'au troisième degré de mécommunication de sa Base : elle se sentira rejetée, sans valeur, épuisée et elle rejettera les autres en pensant qu'ils ne comprennent rien.

Si une personne a une Base et une Phase identiques, le passage des réponses de Phase aux réponses de Base ne se traduit pas par des changements de comportements (comme dans l'exemple ci-dessus), mais par des modifications de l'intensité des comportements : le masque de deuxième degré de la Base montre des comportements plus marqués, plus intenses, qui se maintiennent plus longtemps.

La connaissance de la Base et de la Phase d'une personne rend la séquence de mécommunication prévisible, donne les moyens d'évaluer le niveau de stress de la personne et indique quelle est la communication nécessaire (canal et perception de la Base) à mettre en place et les besoins à satisfaire (besoins psychologiques de la Phase).

Exercice :
Quelle est ma séquence Phase/Base de mécommunication ?

Imaginez que vous entrez dans une pièce où se trouvent une dizaine de personnes que vous ne connaissez pas, mais qui semblent se connaître entre elles. La nouveauté de cette situation devrait activer votre driver de Base : quelle est votre attitude ? Repérez à quel driver cela correspond.

Comme c'est votre driver de Base, qui n'entraîne pas de séquence de mécommunication, vous pouvez gérer la situation[1]. En langage courant, on pourra peut-être dire que vous montrez une attitude réservée, sans plus.

---

1. En analyse transactionnelle, cette capacité à gérer ses difficultés, en les connaissant et en se donnant les moyens d'éviter les comportements scénariques, s'appelle le « contrôle social ».

Continuons à augmenter le stress en imaginaire : vous percevez entre les personnes de cette pièce une tension palpable, du non-dit, qui ne vous concerne pas. Cette légère augmentation du stress devrait enclencher votre driver de Phase : comment réagissez-vous ?

Vous pouvez, en imaginaire, continuer à intensifier la difficulté de la situation, palier par palier, et vous interroger sur vos comportements. Après le driver de Phase, si le stress augmente, les émotions apparaissent avec un masque de deuxième degré. Votre imaginaire vous a conduit dans votre deuxième degré de Phase. Ensuite ce sont les émotions et les comportements du masque du deuxième degré de Base qui devraient apparaître.

Reliez vos réponses aux descriptions théoriques et cherchez ainsi à établir votre séquence de stress.

Si ces descriptions correspondent à ce que vous aviez trouvé dans les précédents temps de réflexion personnelle : « Vos préférences I » (chapitre 1), « Vos préférences II » (chapitre 3), « Exercice en imaginaire : six fois dix minutes » (chapitre 4), « Vos préférences III : Besoins psychologiques de Base et de Phase » (chapitre 5) et « Quel est mon driver de Phase ? » (chapitre 7), vous commencez à avoir une idée de votre structure de personnalité, et vous pourrez en trouver une confirmation dans le chapitre suivant.

─── La mécommunication ───

Une séquence de mécommunication s'engage dès que les besoins psychologiques de la Phase ne sont pas satisfaits.

Une séquence de mécommunication ne va pas obligatoirement jusqu'au troisième degré, elle peut s'arrêter à n'importe quel moment.

Une séquence de mécommunication est une suite de masques sur trois degrés : plus le stress est intense, plus la déformation de la communication est forte.

Les trois degrés de mécommunication forment une séquence comportementale prévisible, différente pour chaque type de personnalité.

Le masque du premier degré est celui du driver (= contrainte interne), le masque du deuxième degré (geignard, attaquant ou blâmeur) est constitué de comportements potentiellement conflictuels[1] et d'émotions parasites (ou rackets). Le masque du troisième degré, le désespéré, marque le rejet de soi et des autres.

Un stress « léger » est géré par la Phase et un stress « fort » est géré par la Base, selon une séquence prévisible : driver de Phase >> 2e degré de Phase >> 2e degré de Base >> 3e degré de Base.

---

1. Les comportements conflictuels sont des comportements basés sur une dévalorisation de soi ou des autres. Qu'il y ait ou non éclats de voix et affrontements visibles, les relations établies à partir de masques sont appelées « conflictuelles ». En effet, certains conflits restent larvés, feutrés, mais n'en sont pas moins la traduction comportementale d'une position de dévalorisation de soi ou de l'autre.

Chapitre 8

Identifier les personnalités

Les différents niveaux d'utilisation du modèle

Il est important de souligner que le niveau d'identification des types et des structures de personnalité se fait en fonction d'un objectif, qui peut être la communication, le management ou l'évolution personnelle.

Pour une communication efficace, il est possible de se contenter de repérer l'étage actif chez la personne. En effet, dans cette utilisation de la Process Communication, il suffit d'identifier le type de personnalité de notre interlocuteur pour établir une relation qui soit à la fois fructueuse et agréable, en utilisant les canaux de communication, les perceptions et les besoins psychologiques correspondants. Dans ce cas, il n'est pas besoin de se préoccuper de la hauteur de l'étage dans l'immeuble de l'interlocuteur.

Manager ses collaborateurs de façon personnalisée suppose de connaître leur Base et leur Phase. La distinction de ces deux niveaux d'intervention permet au manager d'optimiser son mode de management. Par exemple, faire la différence entre la communication (prise en compte de la Base) et la motivation (prise en compte de la Phase) apporte de la souplesse comportementale aux managers. De plus, cette connaissance de la Base et de la Phase des collaborateurs est utile pour l'anticipation et la gestion des éventuels conflits.

Connaître son propre immeuble permet d'utiliser ses points forts, de gérer son niveau de stress, de savoir se ressourcer en satisfaisant les besoins de sa Phase, de sa Base et de ses éventuelles Phases vécues. Cela permet également de savoir où diriger son apprentissage en communication, en s'entraînant à la pratique des canaux, des perceptions et des besoins psychologiques des derniers étages de son immeuble. La connaissance de son propre immeuble permet enfin de donner un sens aux changements vécus au cours de sa vie, et d'anticiper les éventuels futurs changements.

Notons que, dans le cadre d'une relation d'aide (telle que le coaching, le suivi personnalisé d'un collaborateur, la supervision, etc.), la connaissance de l'immeuble de la personne est une ressource précieuse pour comprendre son fonctionnement relationnel, ses difficultés personnelles et ainsi pouvoir l'accompagner de façon très personnelle.

Les composantes du modèle

Les différentes composantes que nous avons vues jusqu'à présent permettent à la fois l'identification d'un type de personnalité et la communication avec ce type de personnalité. Cette identification-utilisation peut être directe, par les canaux, les besoins psychologiques et les perceptions. Il suffit d'utiliser avec notre interlocuteur ce qu'il montre. Par exemple, une personne qui parle dans un canal nourricier nous indique que l'utilisation de ce même canal avec elle permettra une communication agréable. Les canaux, les besoins psychologiques et les perceptions sollicitent donc une utilisation « en miroir » de ce qui est observé : ces composantes nous montrent que la personne « est dans son immeuble » et qu'il suffit d'utiliser avec elle ce qu'elle manifeste pour que la relation soit agréable et efficace.

Lorsque nous observons des comportements de mécommunication, il nous faut nous servir de la théorie Process Communication pour inviter la personne observée à sortir de ses comportements de stress, en utilisant les canaux, les besoins psychologiques et les perceptions correspondant à nos observations.

Les points forts

Les **points forts** de chaque type de personnalité sont également un moyen d'identification.

Type de personnalité	Qualités
Empathique	Sensible, chaleureux, compatissant
Travaillomane	Responsable, logique, organisé
Persévérant	Dévoué, observateur, consciencieux
Rêveur	Imaginatif, calme, réfléchi
Promoteur	Adaptable, persuasif, charmeur
Rebelle	Spontané, créatif, ludique

Notons que ces qualités ne sont observables que lorsque la personne est en bonne communication. Sous stress, elles ne sont plus utilisées par la personne. Par exemple, sous stress, les personnes de type Travaillomane peuvent être très désorganisées et illogiques, les personnes de type Rebelle se montrer peu créatives et pas du tout ludiques, les personnes de type Persévérant faire la preuve d'une observation partiale, les personnes de type Rêveur manquer d'imagination, les personnes de type Empathique manifester très peu de chaleur humaine et les personnes de type Promoteur perdre leur charme légendaire...

La matrice d'identification

La Process Communication propose un outil spécialement conçu pour repérer les types de personnalité. Il s'agit de la **matrice d'identification**, qui consiste en deux axes – l'axe des buts et l'axe des relations – sur lesquels on situe les six types de personnalité.

Les axes

L'axe des buts évalue la manière dont la personne détermine ses motivations, qui peuvent être « internes » ou « externes ». Cet axe va du pôle « Déclencheur interne », où la personne est dite « automotivée », au pôle « Déclencheur externe », où la personne est dite « extéro-motivée ». **Automotivé** signifie que la personne se fixe des objectifs en fonction de critères personnels et qu'elle cherche à les atteindre malgré les éventuelles modifications de son environnement. **Extéro-motivé** signifie que la personne se fixe des objectifs mais qu'ils peuvent changer en fonction des opportunités offertes par l'environnement. Les personnes dont la motivation est **interne** ont tendance à prendre l'initiative du contact, tandis que les personnes dont la motivation est **externe** ont tendance à attendre que l'on vienne au-devant d'elles.

L'axe des relations a un pôle « Engagé », qui décrit des personnes pour lesquelles la qualité de la relation est la priorité et la condition de leur performance, et un pôle « En retrait », qui décrit des personnes pour lesquelles la priorité est l'intérêt que représente pour elles l'activité.

La matrice et les types de personnalité

En croisant ces deux axes, on obtient une matrice à quatre quadrants où il est possible de placer les six types de personnalité.

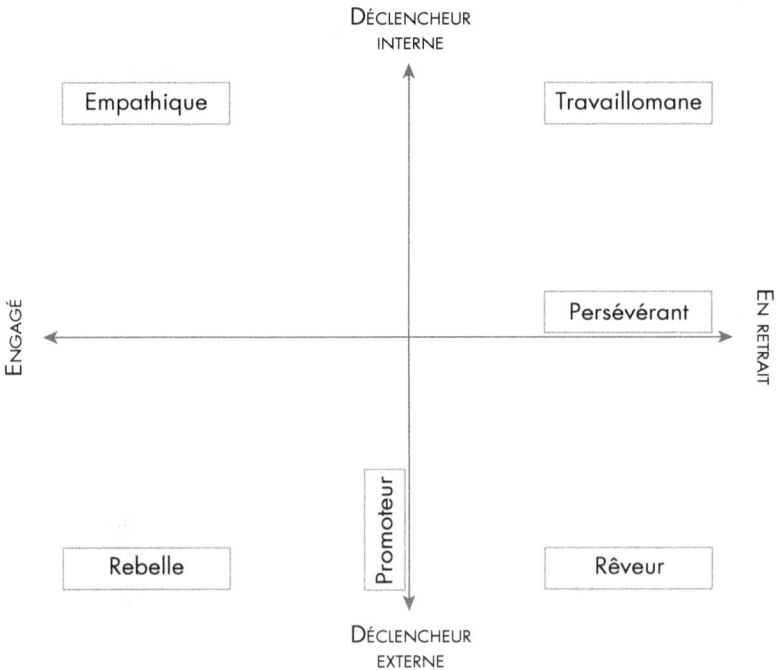

Les quadrants

Le croisement des deux axes donne quatre quadrants qui décrivent quatre environnements. Ces environnements représentent le type d'environnement relationnel préféré de chaque type de personnalité.

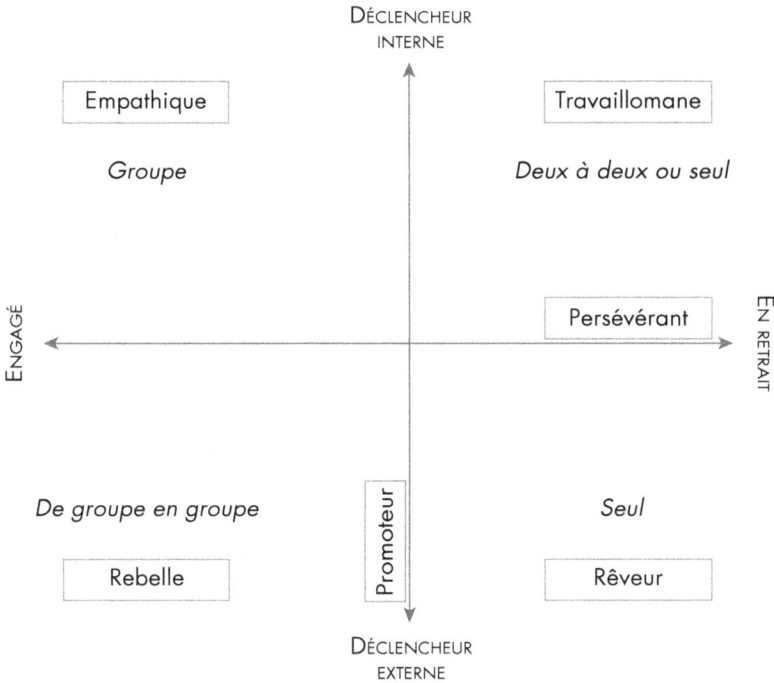

DÉCLENCHEUR
INTERNE

| Empathique | | Travaillomane |

Groupe   *Deux à deux ou seul*

ENGAGÉ   EN RETRAIT

| Persévérant |

De groupe en groupe   Promoteur   *Seul*

| Rebelle | | Rêveur |

DÉCLENCHEUR
EXTERNE

Le quadrant « Déclencheur interne – Engagé » correspond à l'environnement des groupes. C'est l'environnement préféré du type Empathique, qui apprécie de travailler au sein d'un groupe, d'une équipe.

Le quadrant « Déclencheur interne – En retrait » correspond à l'environnement des relations deux à deux ou seul. C'est l'environnement préféré des types Travaillomane et Persévérant, qui préfèrent travailler seuls, ou avec une ou deux autres personnes.

Le quadrant « Déclencheur externe – En retrait » correspond à l'environnement où la personne est seule. C'est l'environnement préféré du type Rêveur, qui préfère travailler à son rythme, de façon à pouvoir utiliser son imagination.

Le quadrant « Déclencheur externe – Engagé » correspond à un environnement marqué par le passage d'un groupe à l'autre. C'est l'environnement préféré des types Rebelle et Promoteur, qui apprécient d'arriver dans un groupe, d'y établir des liens, de dire au revoir et de passer à un autre groupe.

Les quadrants : une évaluation des facilités et non des compétences

Dans un stage Process Communication, l'une des stagiaires, dont l'immeuble est reproduit ici, m'a dit : « Mon Rebelle et mon Promoteur sont au cinquième et au sixième de mon immeuble. Je passe plus de 50 % de mon temps professionnel à passer de groupe en groupe. Cela veut-il dire que je ne suis pas faite pour ce travail ? »

| Promoteur |
| Rêveur |
| Rebelle |
| Persévérant |
| *Travaillomane* |
| **Empathique** |

L'immeuble ne décrit pas des compétences, mais des « facilités à faire ». Son immeuble nous dit que ce qui est une activité « naturelle » pour les personnes de types Rebelle et Promoteur de Base lui demande beaucoup d'énergie. Comme elle est en Phase Travaillomane, tout dépend de la reconnaissance du travail qu'elle reçoit et de sa liberté de structurer son temps professionnel. Si ces besoins sont satisfaits, elle dispose tout à fait de l'énergie nécessaire pour que son ascenseur monte tous les jours jusqu'au cinquième et au sixième étage de son immeuble pour y trouver cette capacité de passer de groupe en groupe. De plus, si ses besoins de Base sont satisfaits (bonne ambiance d'équipe, par exemple), cela lui donne encore plus d'énergie sur le long terme et cette partie de son travail ne lui pose aucune difficulté.

La réponse à son intervention a donc consisté à proposer une autre formulation de sa question : « Ta compétence n'est pas en cause. La question est plutôt de savoir si ton environnement satisfait tes besoins de Phase [ce qui était le cas]. Ce qui est sûr, c'est que le jour où tes besoins sont moyennement satisfaits, tu finis ta journée très fatiguée ! » En effet, les jours où l'ascenseur n'a pas l'énergie suffisante pour monter jusqu'aux derniers étages, elle doit « prendre sur elle » et se forcer quelque peu, d'où la fatigue !

Identifier la Base et la Phase

Cette identification n'est utile que dans le cas d'une relation suffisamment durable. Dans le cas de rencontres brèves, le repérage du type de personnalité actif est suffisant, quel que soit l'emplacement de cet étage actif dans la structure de personnalité de l'interlocuteur.

Est-il plus facile de repérer la structure de personnalité de ses proches ?
Non, au contraire, il est souvent plus facile d'identifier la structure de personnalité de personnes qu'on rencontre pour la première fois. En effet, nos proches ont de nombreuses occasions de nous montrer des comportements appartenant aux six étages de leur immeuble et il est parfois difficile de distinguer les étages les plus importants.

Identifier la Base

Placer dans la matrice : le quadrage[1]

Dans une situation courante, ne présentant ni stress majeur ni enthousiasme particulier, posez-vous les questions suivantes sur votre interlocuteur.

Axe des buts : orientation « aller vers » ou « laisser venir à soi » ?

Il s'agit d'évaluer la façon dont votre interlocuteur gère ses objectifs.

Déclencheur interne : aller vers	Déclencheur externe : laisser venir à soi
Vient au-devant de vous ?	Attend que l'on vienne ?
Commence la conversation ?	Laisse commencer la conversation ?
Suit son plan d'argumentation ?	Passe d'une idée à une autre ?

Axe des relations : orientation « activité » ou « relation » ?

Il s'agit d'évaluer la façon dont votre interlocuteur se positionne dans sa relation avec vous.

En retrait : activité	Engagé : relation
Parle de choses rationnelles, de faits ?	Parle de la relation, des personnes ?
Reste à distance physiquement ?	Plutôt proche physiquement ?
Ton de voix neutre, monocorde ?	Ton de voix modulé, affectif ?
Attitude statique, avec peu de gestes ?	Attitude vivante, avec gestes animés ?

---

1. Quadrage : néologisme qui désigne l'opération par laquelle on situe un comportement observé sur les axes de la matrice.

Vérifier la cohérence avec les canaux et les perceptions

Une fois l'identification faite selon les axes de la matrice, l'observation de la communication de la personne doit correspondre aux canaux et aux perceptions du quadrant supposé.

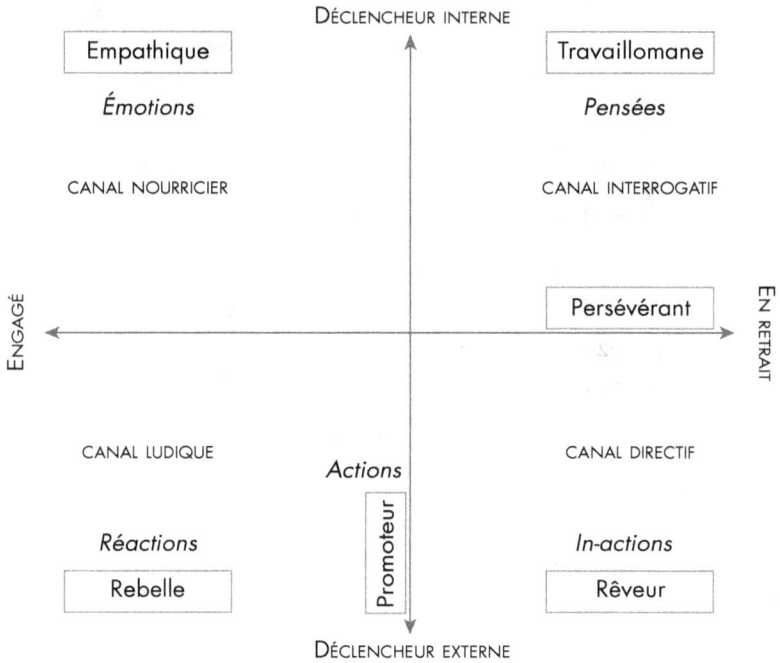

DÉCLENCHEUR INTERNE

| Empathique | Travaillomane |

Émotions   *Pensées*

CANAL NOURRICIER   CANAL INTERROGATIF

ENGAGÉ   EN RETRAIT

| Persévérant |

CANAL LUDIQUE   CANAL DIRECTIF

Actions

Réactions   Promoteur   *In-actions*

| Rebelle | | Rêveur |

DÉCLENCHEUR EXTERNE

Points forts

Vous pouvez également vérifier que les qualités de la personne sont corrélées avec les observations précédentes (canaux, perceptions et quadrage).

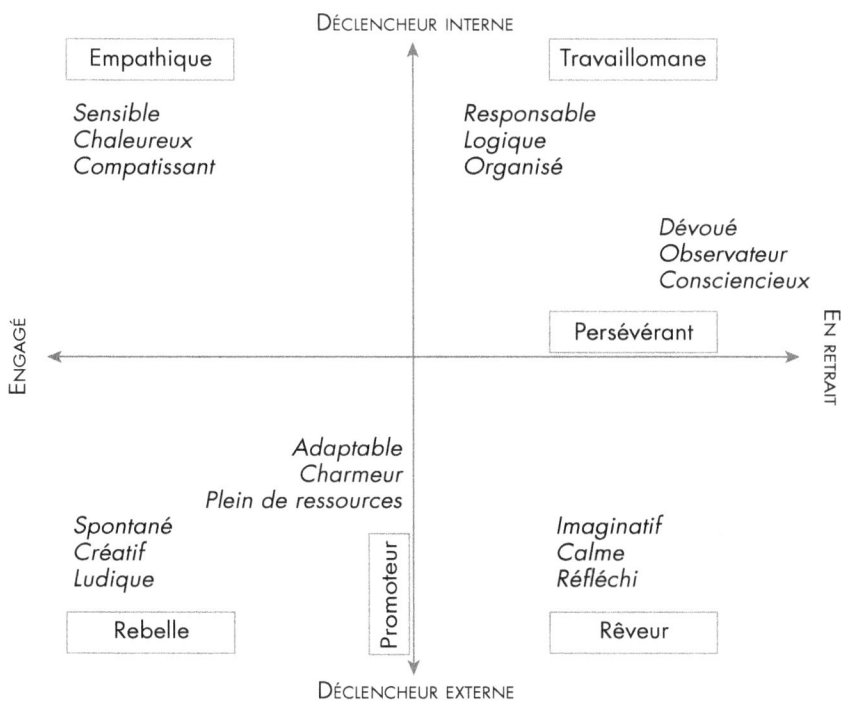

Driver

Le dernier élément possible pour identifier la Base est la présence, dans le comportement, d'un driver très souvent observé et qui n'entraîne pas de séquence conflictuelle. Par exemple, une personne en Base Persévérant, avec son driver Sois parfait Parent, repère rapidement les erreurs, telles que les fautes d'orthographe, les détails oubliés. Dans une situation sans stress particulier, cette personne peut faire des remarques sans partir en croisade (mécanisme d'échec du deuxième degré de stress des personnes de type Persévérant).

Identifier la Phase

L'identification de la Phase est plus délicate que celle de la Base.

Tout d'abord, il n'y a que deux éléments de repérage par l'observation : les besoins psychologiques et la séquence de mécommunication.

Ensuite, la personne peut n'être entrée dans sa nouvelle Phase que de façon récente. Les comportements liés à sa nouvelle Phase sont alors peu marqués.

Enfin, si les besoins de la Phase sont pleinement satisfaits, la personne « monte dans les étages de son immeuble » et montre d'autres comportements que ceux de la Phase.

Les besoins psychologiques

L'un des premiers moyens d'identification de la Phase est d'observer les comportements par lesquels la personne cherche à satisfaire ses besoins psychologiques, au travers de ses centres d'intérêt et de ses attentes relationnelles. La version négative des besoins psychologiques donne également des informations très fiables sur la Phase de la personne. Ainsi, si une personne en Phase Rebelle est en manque de contact (qui est son besoin de Phase), elle risque d'adopter des comportements de provocation et d'agacement avec ses interlocuteurs (besoin psychologique de contact dans la version négative qui indique la non-satisfaction du besoin).

La séquence de mécommunication

Le moyen le plus sûr est de pouvoir observer un moment de léger stress, où la personne montre d'abord un driver puis un masque du deuxième degré.

Type de personnalité	Driver	Mécanisme d'échec du deuxième degré de mécommunication
Empathique	Fais plaisir	Faire des erreurs
Travaillomane	Sois parfait	Surcontrôler
Persévérant	Sois parfait P	Partir en croisade
Rêveur	Sois fort	Attendre passivement
Promoteur	Sois fort P	Manipuler
Rebelle	Fais effort	Blâmer

Les environnements préférés

Le quadrage réalisé pour identifier la Base peut également servir pour la Phase, puisque les préférences environnementales montrées après celles de la Base seront celles de la Phase.

La vérification Base/Phase par la communication

Une séquence de stress léger (driver suivi d'un masque de deuxième degré), suivie d'un stress sévère (masque du deuxième degré plus intense ou différent de celui du stress léger, suivi, éventuellement, d'un masque de désespéré), peut être un événement difficilement observable. La vérification des hypothèses sur la Base et la Phase d'une personne se fait donc en lui proposant un mode de communication qui sollicite la Base par la forme (canal et perception) et la Phase dans le contenu (besoins psychologiques), comme nous l'avons vu avec la formule de communication (voir chapitre 6).

Conseils pour le repérage

La Process Communication est un modèle statistique. Il est important de rechercher plusieurs éléments caractéristiques d'un type de personnalité avant de se prononcer.

L'observation de la forme (canaux, perceptions, drivers) donne les informations les plus fiables.

Attention à l'environnement, qui est un facteur d'erreur. Par exemple, l'environnement professionnel incite au développement de certains étages : le milieu commercial suscite les qualités et les comportements de l'étage Promoteur, le milieu artistique appelle les étages Rebelle et Rêveur. Les personnes activent donc leur ascenseur pour utiliser l'étage requis par l'environnement professionnel. Dans ce cas, elles montrent les comportements liés à cet étage, sans la séquence de mécommunication correspondante.

Suggestions d'entraînement III

Les deux premières suggestions d'entraînement vous ont proposé de l'observation et de la pratique sur les besoins psychologiques, les canaux et les perceptions. Vous pouvez poursuivre votre entraînement par le quadrage : situez dans la matrice vos observations sur un interlocuteur et vérifiez que les besoins psychologiques, les canaux et les perceptions correspondent au quadrant identifié. Vérifiez également que les qualités de la personne sont en cohérence avec les précédentes observations.

L'observation plus fine des séquences de stress vous permettra d'identifier la Phase de votre interlocuteur.

Lorsque vous pensez avoir repéré la Base et la Phase, vous pouvez commencer à vous entraîner à la formule de communication, en distinguant la forme et le contenu de la communication.

Repérer les personnalités

Les six types de personnalité se placent sur une matrice constituée par deux axes orthonormés, dont l'un s'étend des pôles « Déclencheur interne » à « Déclencheur externe » et l'autre des pôles « Engagé » à « En retrait ».

Les quatre quadrants de la matrice déterminent quatre environnements préférentiels : « groupes », « relations deux à deux », « seul », « de groupe en groupe ».

Pour identifier la Base, il faut placer les observations dans un quadrant de la matrice, vérifier la cohérence avec les canaux, les perceptions, les points forts et le driver de Base.

Pour identifier la Phase, il faut repérer les besoins psychologiques, la séquence « driver suivi d'un masque du deuxième degré ».

Pour vérifier les hypothèses sur la Base et la Phase par la communication, on utilise la formule de communication.

© Groupe Eyrolles

PARTIE 3

ACCOMPAGNER
AVEC
LA PROCESS COMMUNICATION

Chapitre 9

Se prendre en charge

Avant d'aborder l'accompagnement d'une personne grâce à la Process Communication, voyons les outils de gestion de soi, qui nous permettent de prendre en charge notre propre bien-être, sans l'aide de quelqu'un d'autre. Ces outils ne sont pas nécessairement présentés lors des stages Process Communication : cela dépend de la demande des stagiaires et de la durée du stage (un stage « Process Com® » peut durer de un à cinq jours, selon la formule choisie).

Connaissance de son propre fonctionnement

La connaissance de notre immeuble nous donne de nombreuses informations que nous pouvons utiliser pour notre mieux-être, avec nous-mêmes et dans nos relations :

- des signaux d'avertissement ;

- une évaluation graduée de notre niveau de stress ;

- les moyens de prendre soin de nous ;

- les moyens d'éviter la mécommunication ;

- une description de nos qualités.

Des signaux d'avertissement

Le premier signal que nous pouvons intégrer pour le maintien de notre équilibre est celui des besoins psychologiques dans la version négative (voir chapitre 5). Lorsque nous cherchons la satisfaction des besoins dans la version négative, c'est que nous vivons un manque de satisfaction positive des besoins. Nous pouvons donc décider de changer notre attitude en satisfaisant de façon directe et appropriée les besoins psychologiques de notre Phase, de notre Base ou bien d'une Phase déjà vécue.

Une personne de type Empathique qui prend soin d'elle

Émilie, de Base et de Phase Empathique, s'aperçoit à midi qu'elle a complètement oublié de téléphoner à un client qui attendait son appel dans la matinée. Sa secrétaire lui a rapporté un dossier où elle avait laissé passer trois erreurs importantes. « Heureusement que nous nous entendons bien, se dit-elle. Là, ça ne va plus du tout ! C'est vrai que depuis le début de la semaine nous sommes tous submergés de travail par ce nouveau projet, et que je n'ai pas pris le temps de décompresser. » La connaissance de la Process Communication permet à Émilie de se rendre compte qu'elle n'a pas pu satisfaire ses besoins d'Empathique et qu'elle commence, de façon inconsciente, à les satisfaire dans leur version négative, en faisant des erreurs. « Bon, la pause déjeuner de ce midi est consacrée à la remise en forme. J'emmène mes collègues manger dans ce petit restau si sympa où je n'ai pas été depuis trop longtemps. Le cadre est chaleureux, le patron va s'occuper de notre confort comme il sait si bien le faire, nous allons pouvoir parler d'un tas de choses pas importantes du tout... » En faisant cela, Émilie va satisfaire ses besoins d'Empathique (reconnaissance de la personne et sensoriel) et ainsi se donner les moyens de « remonter dans son immeuble » et d'aborder son après-midi avec l'énergie nécessaire.

Un deuxième signal d'avertissement est celui du driver de Phase. Plus difficile à repérer que la satisfaction négative d'un besoin psychologique, le driver de Phase permet une meilleure anticipation des séquences de stress, puisqu'il se déclenche dès le début d'une recherche de satisfaction négative du besoin. Il peut donc devenir pour nous un signal nous indiquant que nous allons démarrer une séquence de mécommunication et que nous sommes en attente d'une satisfaction des besoins psychologiques de notre Phase, ou des canaux et des perceptions correspondant à notre Base, voire de la satisfaction du ou des besoins de la Base.

Un exposé fait par une personne de type Travaillomane

Il s'agit d'un exposé technique que Thierry, de Base et Phase Travaillomane, maîtrise parfaitement bien. Seulement, aujourd'hui, il s'agit de présenter cela devant une quinzaine de personnes, toutes plus ou moins spécialistes du sujet abordé. Malgré sa connaissance du sujet, Thierry entre en stress et commence à activer son Sois parfait : il utilise des mots compliqués, donne des informations secondaires qui nuisent à la clarté de l'exposé.

Nous savons, grâce à la Process Communication, que, s'il s'enferme dans son stress, il aura tendance à surdétailler et à vouloir tout expliquer. Puis, dans un deuxième temps, son stress augmentant, il passera au deuxième degré de mécommunication : il sera irrité par ceux qui ne comprendront pas tout de suite l'intérêt de ce qu'il apporte et attaquera les éventuels contradicteurs.

Heureusement, Thierry prend conscience de sa légère tension interne et sait qu'il lui faut de la reconnaissance du travail et de la structuration du temps. Thierry prend donc soin, à la fin d'un chapitre de son exposé, de vérifier qu'il est dans les temps, de donner un moment à son auditoire pour poser des questions ou donner son avis sur ses préconisations techniques. Le canal interrogatif et la perception des pensées sollicités par ce temps d'échange avec les personnes de l'auditoire viennent compléter la satisfaction de ses besoins de personne en Base et Phase Travaillomane.

Et… l'exposé se termine de façon claire, dans le temps prévu, avec un auditoire satisfait et reconnaissant pour la simplicité et l'aspect opérationnel de cette intervention sur un sujet si difficile.

Une évaluation graduée de notre niveau de stress

La connaissance de notre immeuble nous permet de classer nos comportements de mécommunication en fonction de notre Base et de notre Phase (voir chapitre 7). On distingue ainsi le stress courant (non-satisfaction des besoins de la Phase), qui se manifeste par un

Comment évaluer l'intensité de notre stress ?
Si nous réagissons à une situation avec la mécommunication de notre Base, nous sommes dans un niveau de stress fort (ce n'est peut-être pas dû à la situation présente, mais à une accumulation de petites choses), tandis que, si nous réagissons à une situation avec la mécommunication de notre Phase, nous sommes dans une situation de stress que l'on peut qualifier de « normal » ou de « courant ».

masque du deuxième degré, d'un stress sévère (non-satisfaction continue des besoins de la Phase et/ou de la Base).

Nous pouvons considérer un stress de Base comme un clignotant rouge sur le tableau de bord de notre santé. N'attendons pas que d'autres lumières se mettent à clignoter pour nous occuper de nous. Plus longtemps nous restons dans notre sous-sol, et de façon intense, plus il nous sera difficile de remonter dans nos étages de communication.

Ce schéma montre trois exemples de stress. Le premier est facilement gérable, puisque la personne est dans son premier degré de mécommunication de Phase. L'échange dans lequel se trouve cette personne diminue quelque peu en qualité, mais il lui suffit de satisfaire légèrement ses besoins de Phase. Le deuxième cas demande plus d'énergie pour revenir en bonne communication : il faut une satisfaction marquée du ou des besoins psychologiques de la Phase ainsi qu'une communication fondée sur l'utilisation du canal et de la perception de la Base. Le troisième cas demande une communication adéquate (canal, perception et besoins psychologiques de la Base) pour un retour dans les étages de l'immeuble.

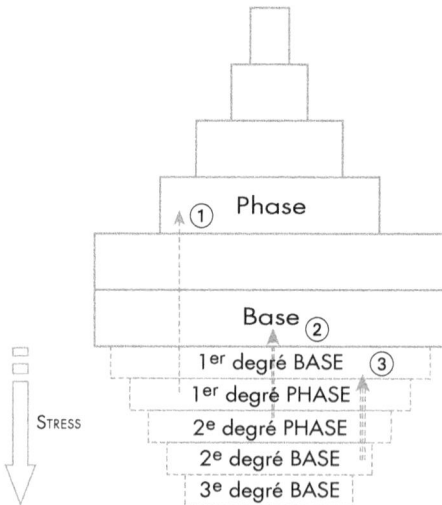

Phase ①

Base ②

1er degré BASE ③
1er degré PHASE
STRESS   2e degré PHASE
2e degré BASE
3e degré BASE

© Groupe Eyrolles

128

Autonomie et emprisonnement personnel

Cette graduation de nos comportements nous permet de savoir si nous sommes dans une position d'autonomie[1] ou dans un schéma comportemental qui nous enferme dans le stress, les croyances[2] limitantes et les relations conflictuelles. Lorsque nous sommes dans les degrés de mécommunication, nos comportements sont prévisibles, puisque nous enclenchons des séquences comportementales prédéfinies en fonction de notre Phase et de notre Base. Ces comportements de mécommunication sont comparables à une armure, qui nous apporte une protection et en même temps nous enferme et nous prive d'un vrai contact avec l'environnement[3]. Lorsque nous sommes dans les étages de notre immeuble, nous sommes libres de nos pensées, de nos émotions et de nos comportements, et nos choix se font en fonction de notre appréciation de notre environnement, de nos désirs, de nos projets et de nos limites et interdits acceptés.

Attitude de gestion de conflit

La connaissance de nos degrés de stress nous permet, lors d'une situation de médiation, de négociation ou de gestion de conflit, de rester dans une attitude qui offre une bonne communication. En effet, il est de coutume en Process Communication de dire que « les masques attirent les masques », c'est-à-dire que, face à une personne qui montre ses masques de mécommunication, nous sommes « invités » dans les nôtres. Être conscient de notre niveau de communication, et des tentations de répondre au travers d'un masque, permet de résister

---

1. Au sens où l'entend Eric Berne dans *Des jeux et des hommes*, *op. cit.* : l'autonomie est le développement de trois facultés – la conscience, la spontanéité et l'intimité –, c'est-à-dire la liberté personnelle de voir le monde à sa propre façon, d'exprimer ses émotions authentiques et d'établir des liens de proximité.
2. Une **croyance** est une affirmation que l'on pense vraie. Elle vient de la généralisation à partir d'une expérience. C'est un choix (inconscient), car la même expérience peut générer des conclusions très différentes en fonction des personnes. Plus l'expérience est intense (traumatisme, par exemple), plus la croyance est « ancrée ».
3. Lire, à ce propos, le savoureux conte de Robert Fisher : *Le Chevalier à l'armure rouillée*, Ambre, 2006.

à cet « appel de mécommunication ». Dans les situations de forts conflits, se gérer soi-même et rester dans les étages de son immeuble peut déjà être un premier objectif tout à fait pertinent !

Une personne de type Promoteur en tentation de conflit

Imaginons que Pierrick, de Base et Phase Promoteur, se trouve face à une situation simple, mais qui, pour lui, peut être le déclencheur d'une séquence de mécommunication. Le service comptabilité lui demande de refaire sa note de frais, parce que celle-ci dépasse les montants habituels autorisés. Pierrick se sent coincé : « Facile de rester derrière son bureau. Moi, les clients, je vais les chercher, et ce n'est pas avec un repas à la cantine que je vais négocier 20 000 euros de contrat ! » Pierrick peut sentir sa tentation de manipuler, de coincer l'autre, et s'apercevoir qu'il se trouve dans son deuxième degré de stress. Il peut alors décider de satisfaire ses besoins de Promoteur avant de répondre au service comptabilité. « Qu'est-ce qu'il y a de nouveau et d'intéressant à faire, là, tout de suite ? se dit-il. Le contact avec ce nouveau client ou la négociation avec le big boss sur les ventes à l'export ? Le rendez-vous pour l'export ! » Une fois le rendez-vous avec son directeur général noté dans son agenda électronique, Pierrick sent son énergie remonter. La perspective d'un voyage à but commercial est excitante ! Il peut alors décider d'aller voir le comptable et de lui expliquer clairement sa difficulté dans le cas de gros clients, où les montants de frais autorisés sont un frein à son efficacité. Pierrick utilise ses capacités d'autonomie, au lieu de s'enfermer dans un schéma personnel qui l'emmènerait dans un conflit stérile, fondé sur de la manipulation, pour, ce qui n'est, en fait, qu'une petite difficulté.

Les moyens de prendre soin de nous

Connaître sa Phase et sa Base et les besoins psychologiques qui y sont associés nous indique comment faire pour retrouver ou maintenir notre équilibre psychique et notre bien-être. Très souvent, nous faisons ce qu'il faut pour nous, de façon automatique et inconsciente. Et parfois, notre stress est tel que nous ne savons plus que faire. Nous nous enfermons dans la spirale des séquences de stress. Dans ces situations, la connaissance consciente de nos besoins nous permet d'agir volontairement pour notre bien-être, par une satisfaction positive de ces besoins, et d'éviter l'écueil de la satisfaction des besoins dans la version négative.

Pour cela, nous pouvons agir dans quatre directions :

- *Être attentifs aux environnements physiques et relationnels qui nous conviennent :* si une personne en Phase Rebelle est amenée à travailler une journée entière au deuxième sous-sol des archives pour un classement de documents, il y a de grands risques pour que son énergie soit basse en fin de journée ! Elle peut, dans ce cas, décider de satisfaire son besoin de contact avant de passer à autre chose.

- *Apprendre à demander :* l'environnement est source de satisfaction, mais quelquefois il faut « provoquer » cette satisfaction. Des phrases comme « Que penses-tu des conclusions de mon rapport ? », « Comment trouves-tu mon bureau ? », « Je préfère être seul un moment pour réfléchir à tout cela », « Viens, je t'emmène descendre la piste noire cet après-midi ! » amènent soit une satisfaction directe de nos besoins, soit, au moins, une réponse de notre interlocuteur concernant notre demande.

- *Apprendre à profiter de ce que nous recevons :* il n'est pas toujours facile d'entendre des valorisations. Parfois, nous ne nous donnons pas le droit de recevoir des gratifications sans être gênés et mal à l'aise. Dans ce cas, nous pouvons décider de recevoir les satisfactions de nos besoins psychologiques, sans filtrer ou écarter ce que nous offre notre entourage.

- *Apprendre à garder ce que nous recevons :* chercher à conserver en soi la sensation d'être aimé, d'être une personne de valeur, d'avoir des amis, d'être compétent, d'être en lien avec des êtres chers, d'être intégré à un groupe, d'être puissant et autonome, permet de traverser certains moments de privation qui sont comme des « déserts psychologiques ».

Les moyens d'éviter la mécommunication

Bien entendu, pour effectuer un développement personnel, il est plus efficace et plus confortable d'être accompagné par un professionnel, mais le modèle Process Communication nous donne néanmoins des moyens pour avancer dans notre changement personnel, par exemple avec nos drivers. Face à nos drivers, nous pouvons nous tenir un discours interne : les messages permissifs[1], qui sont des messages nous permettant de ne pas entrer dans nos séquences de stress et ainsi de satisfaire nos besoins psychologiques.

Type de personnalité de la Base	Driver	Exemples de messages permissifs
Empathique	Fais plaisir	« Je commence par me faire plaisir. » « J'ai le droit de dire non. »
Travaillomane	Sois parfait	« J'ai le droit à l'erreur. » « Je suis humain, les erreurs permettent d'apprendre. »
Persévérant	Sois parfait P	« Je me donne le droit de parler de mes erreurs. » « Je peux attendre des autres et accepter de ne pas recevoir. »
Rêveur	Sois fort	« Je peux m'ouvrir aux autres. » « Je peux me détendre. »
Promoteur	Sois fort P	« Je peux montrer ma vulnérabilité. » « Je peux accepter la faiblesse des autres. »
Rebelle	Fais effort	« Je peux faire à ma façon. » « C'est bon de réussir tranquillement. »

Types de personnalité, drivers et messages permissifs

Chacun de ces messages permissifs peut s'opposer aux comportements drivers, comme un antidote. Bien entendu, ce type de discours interne, avec les comportements qui vont l'accompagner, est à mettre en place dans des circonstances sans enjeux particuliers. Il est tout à fait contre-indiqué, par exemple, pour une personne de Base Promoteur, de faire ses premiers pas dans l'expression de sa vulnérabilité au cours d'une négociation importante...

---

1. Concept dû à Hedges Capers, présenté dans l'article original de 1974 sur le mini-scénario, « Le mini-scénario », *Les Classiques de l'analyse transactionnelle*, vol. 2 ; repris dans Hedges Capers et Louise Goodman, « Survival Process, Clarification of the Miniscript », *Transactional Analysis Journal*, XIII, 1983.

Une personne de type Rêveur qui parle d'elle

Romane, Base et Phase Rêveur, doit travailler sur un projet commun avec Paul, qui est de Base et de Phase Persévérant. La deuxième partie de cette conduite de projet prévoit de nombreuses réunions avec des fournisseurs et Romane se dit que cette partie-là ne va pas être facile pour elle. Il va falloir demander aux fournisseurs de faire des efforts sur la qualité et sur les prix ! Il va y avoir des discussions, des polémiques, des oppositions aux conclusions de son étude sur l'évolution de l'offre et de la demande. Il va falloir expliquer, argumenter et, d'avance, Romane se sent dans l'embarras. Elle peut percevoir l'influence de son message « Sois fort », qui l'incite à se renfermer et à laisser passer les événements en les subissant. Mais elle peut se dire : « Je peux m'en ouvrir à Paul », et se donner ainsi la permission de parler de son ressenti et de ses difficultés. « Je vais lui dire à quel point c'est difficile pour moi, ce type de situation, et lui proposer de conduire ces réunions en deux temps. Premier temps, j'expose les conclusions de mon étude et les conséquences sur notre relation avec nos fournisseurs ; deuxième temps, il anime le débat autour de ces conclusions. De plus, Paul est comme un poisson dans l'eau face à la polémique et à l'argumentation, l'idée devrait lui convenir. »

Une description de nos qualités

Notre immeuble décrit l'ordre de nos points forts. Ainsi, nous pouvons nous centrer sur l'utilisation de ces qualités dans notre vie personnelle et professionnelle. Une activité professionnelle demandant une grande part d'organisation et de logique conviendra à une personne de Base Travaillomane, tandis que les personnes de Base Rêveur seront à l'aise s'il s'agit d'utiliser leur imaginaire. Une personne de Base Empathique en Phase Rebelle montrera des qualités d'accueil, de chaleur humaine de sa Base, associées à la créativité et à l'énergie de sa Phase, etc.

Cela ne signifie pas que tel travail correspond à tel type de personnalité, mais plutôt que tel type de personnalité correspond à telle conception de la fonction. C'est pourquoi il est courant de voir, lors de l'arrivée d'une nouvelle personne dans une fonction, de grands changements dans la conduite de cette fonction, malgré une définition du poste inchangée. En effet, si le nouvel arrivé a un autre type de personnalité que son prédécesseur, il y a de grandes chances pour qu'il ait une conception différente de la fonction dans laquelle il arrive.

On peut cependant observer ce qui semble être des profils types en fonction des métiers. L'important, pour approfondir le lien « profession-type de personnalité », est de regarder le genre d'enseignement dispensé dans la formation initiale de la profession considérée. Par exemple, si cette formation initiale est longue et dispensée de façon plutôt théorique, cela va favoriser les types Travaillomane et Persévérant, tandis que cela va décourager les personnes de type Promoteur, qui aiment obtenir des résultats rapides, et les personnes de type Rebelle, qui n'y trouvent pas l'occasion de mettre en œuvre leur créativité. Si cette formation initiale est un milieu fortement compétitif, avec examens, évaluations et pression forte de la part des enseignants, cela va décourager les personnes de types Empathique et Rêveur. Les compétences, l'intelligence et la capacité de travail de ces types de personnalité ne sont pas en cause. C'est simplement le processus d'enseignement qui ne leur convient pas et rend difficile leur accès à l'information. Imaginez, à l'inverse, un enseignement qui ne se ferait que de façon ludique et expérientielle, avec très peu d'apports théoriques, cela découragerait les personnes de types Travaillomane et Persévérant.

Il est assez intéressant de constater ce qui se passe dans les professions où il n'y a pas de « formatage » des personnes par le biais d'une formation initiale longue. Toutes les personnalités y sont représentées, avec, pour chacune, un mode opératoire différent. C'est facilement observable dans les milieux de la négociation commerciale, par exemple. Les personnes de type Empathique sont excellentes pour fidéliser une clientèle, car elles savent personnaliser la relation. Les types Travaillomane et Persévérant se fondent sur leurs connaissances techniques pour vendre un produit ou faire avancer une négociation. Les types Rebelle et Promoteur sont très performants pour « débroussailler » un territoire ou lancer un nouveau produit. Et les personnes de type Rêveur ? Eh bien, dans le cas de négociations longues, avec de gros enjeux, leur capacité d'écoute, d'attente, leur résistance à la pression, leur impassibilité et leur souplesse comportementale font la différence.

Ajoutons que les généralisations sont de bons moyens pour apprendre, et qu'elles peuvent être fausses dans une situation particulière. La structure de personnalité n'est pas l'histoire de la personne, ce qui fait que nous trouvons des exemples de toutes structures dans tous les métiers[1].

Les scénarios

Composante très personnelle, les **scénarios** décrivent les modes d'échec récurrents sur un long terme. Ces modes d'échec, qui se traduisent par un type de pensée particulier, sont activés par les drivers. Cela signifie que ces scénarios sont actifs de façon plus ou moins perceptible dès que nous entrons dans une séquence de stress. Comme pour les séquences de mécommunication, le scénario de Base influence la personne dans une situation de stress fort, et le scénario de Phase influence la personne dans une situation de stress courant.

Type de personnalité	Driver	Scénario
Empathique	Fais plaisir	Après
Travaillomane Persévérant	Sois parfait Sois parfait P	Jusqu'à ce que
Rêveur	Sois fort	Jamais
Promoteur Rebelle	Sois fort P Fais effort	Toujours
Rebelle en Phase Empathique Empathique en Phase Rebelle	Fais effort + Fais plaisir Fais plaisir + Fais effort	Presque I
Empathique en Phase Travaillomane Empathique en Phase Persévérant Travaillomane en Phase Empathique Persévérant en Phase Empathique	Fais plaisir + Sois parfait Fais plaisir + Sois parfait P Sois parfait + Fais plaisir Sois parfait P + Fais plaisir	Presque II

Types de personnalité, drivers et scénarios

---

1. Merci à mon ami Jérôme Lefeuvre pour ce résumé en une phrase de ce paragraphe :
« La structure de personnalité n'est pas l'histoire de la personne. »

Les quatre scénarios suivants peuvent être corrélés à la Base ou à la Phase :

• *Après :* la personne vit les événements heureux en se disant : « Pour l'instant ça va, mais ça ne va pas durer », comme si elle avait la croyance que le bonheur ne peut pas durer, ou doit se payer par un temps équivalent de malheur ;

• *Jusqu'à ce que :* la personne se pose des limites futures et se dit : « Je dois travailler, et ne pas me reposer, jusqu'à ce que j'aie atteint mon objectif. » Une fois l'objectif atteint, elle s'en fixe un autre plus élevé, de telle sorte qu'elle ne prend pas de repos ni de plaisir, tout orientée qu'elle est vers son objectif. Cela la conduit au surmenage, aux accidents de santé ou au « sacrifice » de sa vie personnelle ;

• *Jamais :* la personne se vit comme n'obtenant jamais ce qu'il y a de plus important pour elle ;

• *Toujours :* la personne vit la douleur de devoir choisir entre deux possibilités, ce qu'elle refuse de faire, car elle a l'impression que, quoi qu'elle choisisse, le résultat sera toujours le même.

Les deux scénarios suivants nécessitent un changement de Phase :

• *Presque I :* ce scénario est celui des personnes de Base Rebelle en Phase Empathique ou des personnes de Base Empathique en Phase Rebelle. La personne échoue en fin de projet, comme un coureur qui tomberait juste avant la ligne d'arrivée ;

• *Presque II :* ce scénario est celui des personnes de Base Travaillo-mane ou Persévérant en Phase Empathique ou des personnes de Base Empathique en Phase Travaillomane ou Persévérant. Sous l'influence de ce scénario, la personne réussit, mais ne profite pas de sa réussite. Elle peut par exemple dévaloriser sa réussite (« C'était facile ») ou passer directement à un autre objectif, sans s'octroyer le temps de profiter des fruits de son action. Contraire-ment aux cinq autres scénarios, dont les conséquences sont visibles dans la vie personnelle et professionnelle, le scénario Presque II n'est vécu que dans la vie personnelle ou dans la vie profession-nelle, et non dans les deux. Ce qui fait que nous pouvons vivre une Phase avec un scénario Presque II professionnel, par exemple, suivi d'une Phase avec un scénario Presque II personnel.

Scénarios et immeuble

Dans cet exemple, la personne est de Base Empathique. Par conséquent, en cas de stress sévère, elle est sous l'influence du scénario
Après. Elle a vécu une Phase Rebelle et, à ce moment de sa vie, en
cas de stress de Phase, elle avait des difficultés à terminer ses actions.
Elle était donc alors sous l'influence du scénario Presque I. Maintenant, elle est en Phase
Travaillomane et sous
l'influence du Presque II
professionnel, pour un
stress léger. Cela signifie
que, sous stress, elle
atteint ses objectifs, mais
n'en profite pas pour
diverses raisons. Les scénarios des étages supé-
rieurs à la Phase n'ont
pas d'impact sur elle.

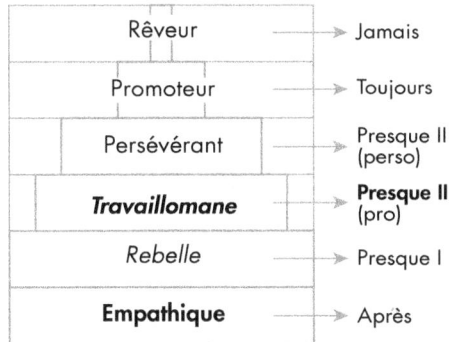

Rêveur	→ Jamais
Promoteur	→ Toujours
Persévérant	→ Presque II (perso)
Travaillomane	→ **Presque II (pro)**
Rebelle	→ Presque I
Empathique	→ Après

Les deux scénarios actifs de cette personne sont donc Après et
Presque II professionnel. Si les besoins de Phase de cette personne
sont satisfaits, elle ne montre pas de comportement Presque II. De
même, la satisfaction des besoins de Base lui permet d'éviter le scénario Après.

Cet ensemble de croyances limitantes qu'est le scénario n'influence
pas le comportement d'une personne si ses besoins de Base et de
Phase sont satisfaits par une communication adaptée à sa structure de
personnalité (canal + perception).

Exercice : Quelle histoire pour quel scénario ?

Prenez un temps pour entrer dans les croyances limitantes de ces
scénarios. Puis lisez les histoires suivantes. Chacune comporte
des messages qui contredisent les croyances limitantes des six
scénarios. Voyez si vous pouvez les repérer.

1. C'était un jeune ruisseau, fort et vigoureux, qui en descendant
de la montagne avait pris de l'ampleur et était devenu un fleuve
majestueux et puissant. Aucune terre ne pouvait résister à ses flots,
et il avançait, indifférent aux paysages qu'il traversait, sans tenir

compte de la reconnaissance qu'il recevait pour ses bienfaits. Jusqu'au jour où il se trouva confronté au désert. Il lança ses flots, encore et encore, contre cet ennemi inconnu, dont l'immobilité et la sérénité paraissaient infranchissables. Enfin, le fleuve, épuisé, s'abandonna au repos et laissa ses eaux s'étaler. C'est ainsi qu'il créa des paradis aquatiques et terrestres où nombre d'animaux vivaient comme au temps de l'origine du monde. Alors le fleuve regarda avec bonheur ce qu'il avait créé en se liant au désert, et les hommes s'inclinèrent en l'appelant Okavango[1].

2. La scène se passe dans une abbaye où deux jeunes novices sont admises. Pour leur premier jour, on leur fait rencontrer les différentes personnes qui dirigent la communauté, notamment la mère supérieure. Nos deux novices sont très impressionnées, car la mère supérieure a la réputation d'être une grande mystique. On leur annonce qu'ayant passé toute la matinée en prière, elle a laissé passer l'heure du déjeuner et qu'elle se trouve actuellement seule, au réfectoire, où on les mène pour qu'elles soient présentées. S'attendant à la trouver devant un repas frugal, elles sont très surprises en entrant dans la pièce de découvrir une femme attablée les deux coudes sur la table, les deux mains tenant une cuisse de poulet, en train de dévorer à belles dents. La mère supérieure, l'œil malicieux, leur dit : « Quand je mange du poulet... je mange du poulet ! »

3. En 1938, Freud veut quitter l'Allemagne nazie pour l'Angleterre. Il est difficile pour les autorités de lui refuser ce départ, au vu de sa célébrité. À l'aéroport, l'officier qui accompagne Freud lui demande de signer un document où il reconnaît : « J'ai été traité par les autorités allemandes, et la Gestapo en particulier, avec tout le respect et la considération dus à ma réputation scientifique. » L'enjeu est clair : si Freud ne donne pas cette marque d'approbation d'un régime qu'il fuit, il ne part pas. S'il la donne, il se discrédite à ses yeux. Freud signe, puis demande s'il peut faire un ajout.

---

1. Troisième cours d'eau d'Afrique australe par sa longueur (environ 1 700 kilomètres). Il prend sa source en Angola central, avant de traverser la Namibie et d'atteindre le Botswana. Les eaux de l'Okavango ont la particularité de ne jamais rejoindre l'océan, le cours du fleuve s'achève par le vaste delta de l'Okavango dans le désert du Kalahari.

L'officier, surpris, accepte et Freud complète la phrase en ajoutant : « Je puis cordialement recommander la Gestapo à tous[1]. »

4. C'était il y a bien longtemps[2], une conversation entre Pyrrhus, roi d'Épire, et l'un de ses conseillers. Pyrrhus était l'ennemi des Romains ; il a laissé dans l'histoire l'expression « victoire à la Pyrrhus », parce qu'il avait gagné une bataille en perdant presque toute son armée.

– Qu'allons-nous faire ? interroge le conseiller.

– Reconstituer l'armée et poursuivre l'expédition en Sicile.

– Et ensuite ?

– Revenir à Rome pour pacifier la péninsule.

– Et ensuite ?

– Oh, ensuite, nous irons sûrement dans le Péloponnèse, puis nous reviendrons conquérir l'Hispanie.

– Et ensuite ?

– Eh bien, eh bien, là, nous vivrons la coupe à la main, en profitant de la vie, des femmes, de l'amitié, en bons vivants que nous sommes.

– Et si nous commencions par cela ? demande le conseiller[3].

5. C'est un jeu très connu chez les boules de bowling d'un club parisien, qui aiment – chacun le sait – le jeu, le contact et l'imprévu. Ainsi, l'une des activités préférées de ces boules consiste à parier sur les joueurs. L'une d'elles est imbattable, elle prévoit chaque fois le nombre de quilles que va faire tomber le joueur en la lançant. « Mais comment fais-tu pour savoir ? » l'interrogent ses compagnes de jeu. « C'est facile, quand je sens que le joueur est tranquille, qu'il prend soin de moi dans un esprit

---

1. Olivier Mannoni, traducteur allemand-français, m'a précisé, après recherches, qu'il y avait peu de références bibliographiques concernant cette anecdote, qui semble être une légende. Dans *Les Mécanismes de défense, Théorie et clinique* (Armand Colin, 2005), Serban Ionescu, Marie-Madeleine Jacquet et Claude Lhote précisent, à propos de cette anecdote, que ce document, cité par Jones dans sa biographie de Freud, a été retrouvé sans annotation (cf. p. 185).

2. Pour être précis : en 280 avant Jésus-Christ, en Italie.

3. En hommage à Alain Cayrol, enseignant en PNL et en hypnose ericksonienne, qui prenait grand plaisir à raconter cette histoire.

ludique qui m'accompagne jusqu'au bout, je fais strike. Il y en a même, quelquefois, qui me parlent, qui m'encouragent, et j'entends leur voix qui m'accompagne jusqu'aux quilles ! »

6. Cela se passe dans un monastère zen. Un jeune moine interroge un maître sur le temps à venir.

– Demain, ce sera un temps que j'aime.

– Maître, vous savez prédire le temps ! s'exclame le disciple, admiratif.

– Oh non, dit le maître, mais ce sera un temps que j'aime.

– Comment cela ? Je ne comprends pas !

– Eh bien, jeune disciple, je me suis aperçu que d'aimer ou de ne pas aimer le temps à venir ne pouvait pas le changer, alors j'ai décidé d'aimer le temps futur quel qu'il soit...

Les solutions en note de bas de page vous donnent quelques-unes des clés contenues dans ces métaphores[1].

Ces scénarios influencent nos comportements et notre vision des événements avec des intensités différentes en fonction des enjeux des situations rencontrées et du degré de mécommunication où nous descendons. Ils sont, chacun dans sa spécificité, des visions faussées des événements, qui n'expriment, finalement, que notre stress. Ils nous permettent ainsi de prendre conscience que nous sommes entrés dans une séquence de stress et qu'il est important pour nous de satisfaire nos besoins psychologiques.

---

1. Solution : 1 : Presque II ; le fleuve apprend à la fin de l'histoire à profiter de ce qu'il produit et s'aperçoit de la reconnaissance des hommes. 2 : Jamais ; l'histoire suggère d'être présent dans chaque action et que la vie intérieure se conjugue bien avec la vie matérielle. 3 : Toujours ; Freud, coincé entre deux choix inacceptables, utilise sa créativité et, en forçant le trait du message, le rend ridicule, tout en restant dans la consigne donnée. 4 : Jusqu'à ce que ; commençons par nous reposer ! 5 : Presque I ; l'histoire suggère de prendre soin de soi, d'avoir de l'humour et de réussir tranquillement, en allant jusqu'au bout des choses. 6 : Après ; l'histoire suggère d'aimer le futur quel qu'il soit et que nos sentiments n'ont pas d'impact sur le futur.

Les mythes

Ce concept, découvert très tôt par Taibi Kahler, explique les raisons de notre mécommunication. Qu'est-ce qui fait que l'être humain passe dans la mécommunication, alors que celle-ci est source de désagréments, de conflits, de tensions et de rejet ? Nous entrons dans nos séquences de stress parce que nos comportements sont sous l'influence de l'une des croyances suivantes, appelées **mythes** :

- « Je crois que je peux te faire sentir bien. »
- « Je crois que tu peux me faire sentir bien. »
- « Je crois que je peux te faire sentir mal. »
- « Je crois que tu peux me faire sentir mal. »

Ces quatre phrases n'ont pas l'air redoutables, et pourtant ces mythes décrivent les croyances qui nous animent lorsque nous entrons dans une séquence de mécommunication.

Un refus

Un enfant demande à son frère de venir jouer avec lui. Si le frère refuse, l'enfant est confronté à une frustration externe : son désir n'est pas satisfait. S'il est sous l'influence du mythe « Je crois que tu peux me faire sentir bien », il entre dans une frustration interne et réclame sans cesse. À ce moment-là, il vit son frère comme la seule façon d'être bien (la frustration interne « exclut une autre possibilité[1] »). Si son frère continue à refuser, l'enfant peut passer sous l'influence du mythe « Je crois que tu peux me faire sentir mal ». De ce fait, il cherche à se venger en embêtant son frère, car il perçoit le refus de celui-ci comme une agression.

Si l'enfant n'est sous l'influence d'aucun mythe, il cherche un autre jeu et reste disponible pour jouer avec son frère dès que celui-ci sera prêt.

La prise de conscience de l'impact de ces quatre mythes sur notre comportement nous permet de gagner en confort. Ainsi, si on critique

---

1. Pour plus d'informations sur le lien frustration interne-frustration externe, voir Robert Dilts, *Freud et Tesla*, La Méridienne/Desclée de Brouwer, 1992.

mon comportement, ce n'est pas très agréable à entendre. Mais si, de plus, « je crois que l'autre peut me faire sentir mal », mon désagrément interne est amplifié. C'est un peu comme si nous avions une aura émotionnelle autour de nous. Cette aura nous protège, transmet nos émotions aux autres et reçoit l'influence des émotions des autres. Chaque fois que nous sommes sous l'influence d'un mythe, nous affaiblissons cette aura. Il est, bien entendu, indispensable de rester sensible aux émotions des autres. Il ne s'agit pas de transformer cette aura en blindage, mais de faire le tri des émotions qui nous affectent de façon positive et négative. Ainsi, nous pouvons augmenter notre maîtrise de l'impact de notre environnement émotionnel sur notre état interne.

Les quatre mythes ont-ils tous le même pouvoir sur nous ?
Non, l'un d'eux est d'ailleurs souvent peu actif chez nous.

Les quatre mythes sont l'origine interne de nos masques de mécommunication.

Les mythes décrivent des croyances portant sur les mots. Si un enfant pousse dans une piscine l'un de ses camarades qui ne sait pas nager, il déclenche de la peur chez celui qui est poussé dans l'eau. À ce moment, il prend sur ce dernier le pouvoir de le faire sentir mal, et il le fait par l'action.

En revanche, si une personne me fait des compliments, elle n'a pas le pouvoir de me faire sentir bien simplement par des mots. Il faut que je sois d'accord avec ce qu'elle dit et que je sois d'accord pour qu'elle me le dise. C'est la même chose si une personne me critique. Pour que cela ait un pouvoir sur moi, il faut que j'accepte son discours comme vrai ou partiellement vrai. Il se peut que je me sente incompris face à ces critiques, mais ce sentiment d'incompréhension m'appartient et je peux le prendre en compte : m'expliquer, ou bien attendre que cela soit possible, ou bien décider que cela n'est pas utile, etc.

Les mythes nous rappellent que les mots n'ont que le pouvoir qu'on leur donne.

Les questions existentielles

Chaque type de personnalité est confronté à une **question existentielle**, qui peut être définie comme l'expression d'un manque auquel les besoins psychologiques tentent de répondre.

La question existentielle de notre Base est donc celle qui est la plus prégnante pour nous, et si nous changeons de Phase, nous rencontrons la question existentielle correspondant à la nouvelle Phase.

Les personnes de type Empathique sont confrontées à la question « Suis-je une personne aimable ? », « Suis-je quelqu'un que l'on peut aimer ? » et cherchent dans la reconnaissance de la personne une réponse à cette question.

Les personnes de type Travaillomane sont confrontées à la question « Suis-je compétent ? » et cherchent dans la reconnaissance du travail une réponse à cette question.

Les personnes de type Persévérant sont confrontées à la question « Suis-je digne de confiance ? », « Suis-je quelqu'un de fiable sur lequel on peut compter ? » et cherchent dans la reconnaissance des convictions une réponse à cette question.

Les personnes de type Rêveur sont confrontées à la question « Suis-je voulu ? », « Ai-je ma place ici ? » et cherchent dans le respect de leur espace une réponse à cette question.

Les personnes de type Promoteur sont confrontées à la question « Suis-je vivant ? » et cherchent dans les prises de risque de l'excitation une réponse à cette question.

Les personnes de type Rebelle sont confrontées à la question « Suis-je acceptable ? », « Suis-je accepté tel que je suis ? » et cherchent dans le contact une réponse à cette question.

Question actuelle et question dépassée

Dans cet exemple, la personne est de Base Promoteur, donc sa question existentielle de Base est : « Suis-je vivant ? » Comme nous voyons qu'elle a changé de Phase, nous pouvons dire qu'elle a répondu oui à cette question et qu'elle a diminué sa recherche d'excitation au travers

Rêveur
Persévérant
Rebelle
Empathique
Travaillomane
Promoteur

de situations à risques. Elle est passée en Phase Travaillomane et a vécu « Suis-je compétent ? ». Comme elle a changé de Phase, nous savons qu'elle a répondu oui à cette question et que maintenant elle se vit comme compétente. Elle est maintenant en Phase Empathique et se demande si elle est une personne aimable, au travers de la reconnaissance de la personne.

Dans les cas de stress fort, elle revient à sa Base et retrouve sa question de Promoteur : « Suis-je vivant ? », ce qui va l'inciter à rechercher à vivre des situations intenses où l'on vit à 200 % !

Connaître ses questions existentielles de Phase et de Base permet de trouver des satisfactions positives de nos besoins psychologiques de façon plus ciblée.

Les problématiques

Dernier concept élaboré par Taibi Kahler, les **problématiques** peuvent être définies comme les expressions émotionnelles et les comportements qui y sont associés, qui sont à l'origine du processus de changement de Phase. Chaque Phase de personnalité vit une problématique différente.

Les problématiques nous donnent les informations suivantes :

• les émotions authentiques pour chaque type de personnalité ;

• les émotions de couverture pour chaque type de personnalité ;

• la mécanique du changement de Phase ;

• ce qui se passe au moment du changement de Phase.

Les émotions authentiques pour chaque type de personnalité

Chaque type de personnalité vit une émotion authentique qu'il lui est difficile d'exprimer.

Les personnes de Phase Empathique ont des difficultés à exprimer la *colère*, car elles la perçoivent comme un risque de ne pas être « aimables » et de ne pas être reconnues en tant que personnes.

Les personnes de Phase Travaillomane ont des difficultés à exprimer le *chagrin lié à la perte*. Cette perte peut être celle d'un être cher, mais également la perte d'un espoir (promotion refusée, niveau de vie non atteint, etc.), ou encore une perte anticipée (« Je risque de ne pas avoir telle chose »).

Les personnes de Phase Persévérant ont des difficultés à exprimer la *peur*. Il s'agit de la peur de ne pas être à la hauteur, de ne pas être un bon conjoint, un bon parent, un bon responsable d'entreprise…

Les personnes de Phase Rêveur ont des difficultés à exprimer leur sentiment de *puissance personnelle*.

Les personnes de Phase Promoteur ont des difficultés à rester dans un *lien de proximité* par peur de l'abandon.

Les personnes de Phase Rebelle ont des difficultés à ressentir leurs *responsabilités personnelles* et à exprimer des excuses pour les préjudices dont elles sont responsables.

Les émotions de couverture pour chaque type de personnalité

Devant une situation difficile, chaque personne peut « choisir[1] » d'exprimer l'émotion authentique ou de la « recouvrir » d'une autre émotion. Ce choix n'est pas volontaire et conscient. Le fait pour une personne d'exprimer l'émotion authentique ou d'exprimer une émotion de couverture est dû à de nombreux facteurs : le niveau de stress de la personne, l'influence de son environnement, les permissions qu'elle se donne, le fait qu'elle soit dans une démarche de développement personnel, etc.

---

1. Il ne s'agit pas là, bien entendu, d'un choix conscient, mais plus du résultat de l'interaction des différentes forces internes de la personne.

Chaque type de personnalité utilise une émotion de couverture différente.

Les personnes de Phase Empathique masquent leur colère par de la *tristesse* (masque du geignard). Elles évitent les situations d'affrontement et « ravalent » leur colère en diminuant l'importance du préjudice ressenti : « Ce n'est pas si grave que cela. »

Les personnes de Phase Travaillomane masquent leur chagrin par de la *colère attaquante* (masque de l'attaquant), qui est dite « colère frustrée », car leur colère est comme alimentée par la frustration qu'elles vivent. Elles enfouissent leur sentiment de tristesse et « jettent » leur colère à la tête des personnes qu'elles aiment le plus, en critiquant leur capacité de penser : « Tu ne t'es pas aperçu que cela pouvait être dangereux. Mais à quoi tu penses ! C'est pourtant simple de faire attention. »

Les personnes de Phase Persévérant masquent leur peur par de la *colère attaquante* (masque de l'attaquant), qui est appelée « colère vertueuse », car les personnes de type Persévérant vivent leur colère comme « juste ». Elles sont effrayées et projettent leur colère en critiquant les personnes qui ne s'investissent pas assez ou qui sont incohérentes à leurs yeux : « Combien de fois vais-je devoir te répéter que la seule façon de réussir sa vie, c'est de commencer par avoir de bonnes notes à l'école ? Tu es en train de gâcher tes possibilités et tu ne t'en rends même pas compte. À moins que tu ne veuilles devenir un assisté… »

Les personnes de Phase Rêveur masquent leur sentiment de puissance en se montrant *insignifiantes*, *inhibées* et *gênées* (masque du geignard). Elles négligent leur capacité d'autodétermination et de prise en charge des situations en se montrant incapables de décider face à une situation importante de leur vie : « Je ne sais pas… Je devrais… Peut-être… »

Les personnes de Phase Promoteur masquent leur attachement et leur vulnérabilité par de la *colère blâmante* (masque du blâmeur), qui est l'expression de leur vécu interne : « C'est de ta faute si je te fais cela. » Elles manipulent et dominent les autres, en les abandonnant de façon très vindicative : « Si tu n'es pas capable de m'offrir ce plaisir, c'est que tu ne m'aimes pas autant que tu le dis. »

Les personnes de Phase Rebelle masquent leur sentiment de responsabilité par de la *colère blâmante* (masque du blâmeur), qui est l'expression de leur vécu interne : « C'est de ta faute si je vis cela. » Elles accusent les autres, se sentent coincées et se montrent revanchardes : « J'en ai marre. Je n'y suis pour rien, moi, dans tes problèmes. Je t'ai dit que j'essaierais. Bon, j'ai essayé, ça n'a pas marché. Voilà, c'est tout. Tu m'agaces avec tes accusations. »

Les masques de deuxième degré permettent à la personne de gérer le manque de satisfaction du besoin psychologique et la difficulté d'exprimer une émotion authentique. Ces masques sont donc un comportement de défense de soi et en même temps un enfermement dans une spirale de non-satisfaction[1].

La personne confrontée à sa problématique est le lieu d'un conflit interne entre deux forces : l'une cherche à exprimer l'émotion authentique et l'autre s'efforce de la refouler. L'intensité et la durée du masque de deuxième degré indiquent laquelle de ces deux forces est en train de prendre le pas sur l'autre.

Autonomie	Type de personnalité	Comportements en deuxième degré de stress		
Émotion authentique		Masque	Mécanisme d'échec	Émotion de couverture
Colère	Empathique		Faire des erreurs	Tristesse
Sentiment de puissance personnelle	Rêveur	Geignard	Attendre passivement	Gêne, sentiment d'être insignifiant

---

1. Dans un cadre de référence psychanalytique, il est possible de voir ce double aspect de défense de soi et d'enfermement de soi du masque comme un comportement de défense traduisant l'existence d'un mécanisme de défense de type névrotique.

147

Autonomie	Type de	Comportements en deuxième degré de stress		
Émotion authentique	personnalité	Masque	Mécanisme d'échec	Émotion de couverture
Chagrin	Travaillomane		Surcontrôler	Colère attaquante
Peur	Persévérant		Partir en croisade	Colère attaquante
		Attaquant		

Autonomie	Type de	Comportements en deuxième degré de stress		
Émotion authentique	personnalité	Masque	Mécanisme d'échec	Émotion de couverture
Responsabilité	Rebelle		Blâmer	Colère blâmante
Lien	Promoteur		Manipuler	Colère blâmante
		Blâmeur		

Deux personnes en Phase Persévérant

Imaginons deux hommes en Phase Persévérant dans une même situation. Chacun d'eux vient de se marier avec une femme divorcée ayant deux enfants, l'un de sept ans et l'autre de deux ans. Brutalement devenus « pères » au quotidien et vivant une compétition avec l'ex-mari, père biologique de ces deux enfants, ces deux hommes de type Persévérant ressentent la peur de ne pas être un père qui soit à la hauteur et qui apporte à ces deux enfants, qu'ils aiment déjà, tout ce dont ils ont besoin pour grandir et s'épanouir.

Dans cette situation, ils sont confrontés à un choix : exprimer l'émotion authentique en « dépassant la problématique » ou « s'enfermer dans la problématique » et passer beaucoup de temps dans le masque d'attaquant.

Le premier s'enferme dans sa problématique de Phase Persévérant, devient de plus en plus critique vis-à-vis des résultats scolaires de l'aîné et sur le laisser-aller dans l'éducation du benjamin. Il tient de grands discours à son épouse sur l'importance de l'éducation, des limites à donner et sur ses incohérences quand elle annonce une punition et qu'elle ne la donne pas... Elle ne comprend pas ce qui se passe, car, au début de leur relation, ses conseils étaient judicieux, il était observateur, il savait trouver les mots et était très protecteur avec les enfants.

Le deuxième entre en contact avec sa peur et, au lieu de la refouler sous son masque d'attaquant, il en prend conscience et parle à son épouse de ses doutes, de sa peur de ne pas savoir transmettre tout ce qu'il a envie de donner à ces deux enfants. En dépassant sa problématique de Persévérant, il se donne les moyens d'utiliser ses étages de communication et reste peu de temps et de façon peu intense dans le masque du deuxième degré. De ce fait, il sait trouver les mots pour expliquer les leçons de l'aîné et se surprend à prendre beaucoup de plaisir à jouer avec le benjamin.

La mécanique du changement de Phase

Chaque individu peut, au cours de sa vie, être amené à rencontrer des événements confrontant sa problématique de Phase, c'est-à-dire l'amenant à devoir exprimer l'émotion difficile pour lui dans sa Phase actuelle. En effet, la nature d'un événement affecte différemment les individus en fonction de leur Phase. Face à un deuil, par exemple, les personnes de Phase Travaillomane seront doublement atteintes : d'abord par la douleur de la perte, puis par le conflit interne que cette perte peut générer en confrontant leur problématique.

La façon dont la personne gère sa problématique face aux événements de sa vie détermine son changement de Phase (ou phasing). Il y a deux possibilités :

• soit la personne exprime l'émotion authentique ;

• soit la personne s'enferme dans ses comportements défensifs.

Si la personne exprime spontanément l'émotion authentique, malgré la difficulté que cela peut représenter pour elle, il y a de grandes chances pour qu'elle ne change plus de Phase au cours de sa vie et reste dans sa Phase actuelle. En dépassant sa problématique et en exprimant l'émotion authentique, elle développe son autonomie et donc elle n'utilisera que peu souvent et de façon peu intense son masque du deuxième degré. C'est pourquoi il y a moins de possibilités de changement de Phase, puisque celui-ci s'amorce, dans la majorité des cas[1], après un masque du deuxième degré long et intense.

Si la personne s'enferme dans ses comportements défensifs, elle exprime son émotion de couverture au travers de son masque du deuxième degré et en même temps elle met en place, de façon inconsciente, son futur changement de Phase. Elle devient « candidate » à un futur changement de Phase, dont il n'est pas possible de prévoir l'échéance. Ce temps de « préparation » peut être très long, mais nous savons, en voyant le masque du deuxième degré porté longtemps et de façon intense, que la mécanique du changement de Phase est engagée. Ce changement de Phase se produira dans la majorité des cas après un stress long et intense suivi d'une prise de conscience de l'émotion authentique. La personne se dira, par exemple : « Je me rends compte que je ne suis pas triste, je suis en colère » (Empathique), ou « Je suis désolé, je suis vraiment responsable de tout ce bazar » (Rebelle), ou bien « En fait, je suis triste, je ne suis pas en colère » (Travaillomane). Au moment où cette émotion apparaîtra, elle amorcera le changement de Phase de la personne.

Cette alternative face aux événements confrontant la problématique est résumée par le schéma de la page suivante.

---

1. Plus de 98 % selon Taibi Kahler. Séminaire de septembre 2000.

```
                    ┌─────────────────────────┐
                    │  Événement confrontant  │
                    │     la problématique    │
                    └─────────────────────────┘
                       │                    │
              ┌────────┘                    └────────┐
              ▼                                      ▼
┌──────────────────────────┐        ┌──────────────────────────┐
│ Expression de l'émotion  │        │ Expression de l'émotion  │
│       authentique        │        │  de couverture : racket  │
└──────────────────────────┘        └──────────────────────────┘
              │                                      │
              ▼                                      ▼
┌──────────────────────────┐        ┌──────────────────────────┐
│    Peu de temps dans     │        │   Beaucoup de temps dans │
│  le masque du 2ᵉ degré   │        │   le masque du 2ᵉ degré  │
└──────────────────────────┘        └──────────────────────────┘
              │                                      │
              ▼                                      ▼
┌ ─ ─ ─ ─ ─ ─ ─ ─ ─ ─ ─ ─ ─┐       ┌ ─ ─ ─ ─ ─ ─ ─ ─ ─ ─ ─ ─ ─┐
  Probablement, la personne          Candidat
  ne changera pas de phase            au changement de phase
└ ─ ─ ─ ─ ─ ─ ─ ─ ─ ─ ─ ─ ─┘       └ ─ ─ ─ ─ ─ ─ ─ ─ ─ ─ ─ ─ ─┘
                                                     │
                                                     ▼
                                    ┌──────────────────────────┐
                                    │   Émotion authentique    │
                                    └──────────────────────────┘
                                                     │
                                                     ▼
                                    ┌ ─ ─ ─ ─ ─ ─ ─ ─ ─ ─ ─ ─ ─┐
                                      La personne
                                      change de phase
                                    └ ─ ─ ─ ─ ─ ─ ─ ─ ─ ─ ─ ─ ─┘
```

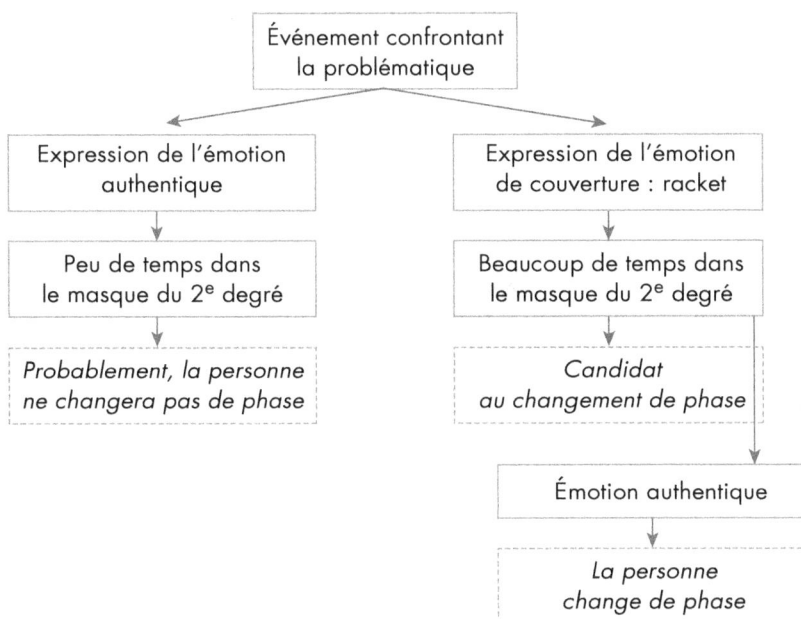

Mécanisme du phasing

Le concept de phasing peut être difficile à comprendre. En effet, dans la première situation (où la personne exprime l'émotion authentique), elle ne change plus de Phase en exprimant cette émotion authentique, alors que, dans la deuxième situation (où la personne exprime d'abord une émotion de couverture, puis l'émotion authentique), l'expression de l'émotion authentique l'amène à changer de Phase. Comparons ce phénomène du phasing à un exercice de barre fixe[1] : l'événement confrontant est comparé au saut pour attraper la barre fixe, le masque du deuxième degré est comparé à un tourniquet

---

1. Note pour les transactionnalistes : pour être plus près du concept d'énergie liée et d'énergie déliée de Berne, nous pourrions imaginer que notre sportif tombe d'une plate-forme vers la barre fixe (l'énergie liée qui se transforme en énergie déliée lors de la chute : la rencontre avec l'événement confrontant), et que le nombre de tours faits autour de la barre fixe est fonction de l'importance de cette énergie déliée. Le rétablissement et la mise en équilibre après le lâcher de la barre constituent l'utilisation de l'énergie libre.

autour de la barre fixe et l'expression de l'émotion authentique est comparée au lâcher de la barre fixe.

Le *dépassement* de la problématique est illustré ainsi :

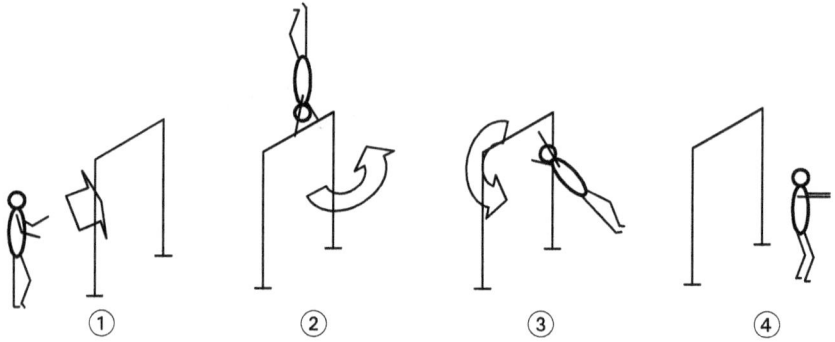

1 : *Événement confrontant*

2 : *Masque du deuxième degré peu intense*

3 : *Expression de l'émotion authentique*

4 : *Réception : la personne se retrouve en équilibre et ne changera plus de Phase*

L'*enfermement* dans la problématique est illustré ainsi :

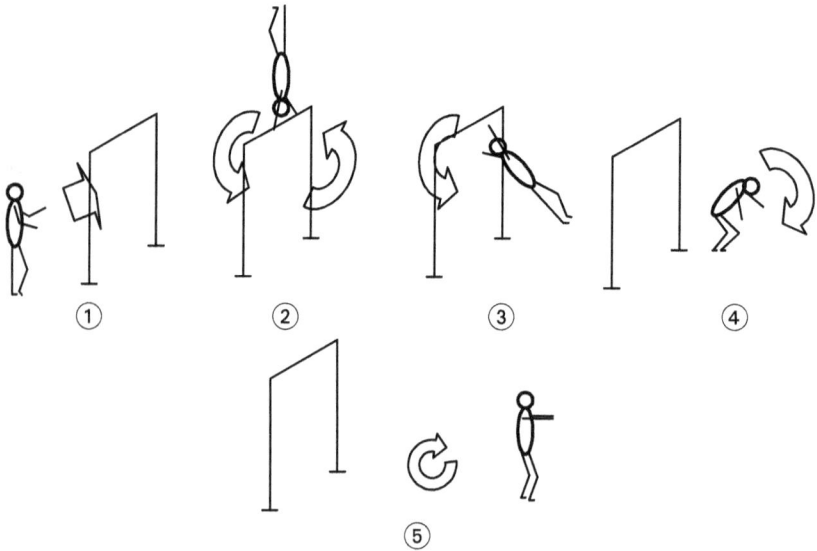

1 : *Événement confrontant*

2 : *Masque du deuxième degré intense : la personne fait beaucoup de tours*

3 : Expression de l'émotion authentique

4 : Réception : le nombre important de tours donne trop d'élan à la personne, qui doit effectuer une roulade supplémentaire pour retrouver son équilibre

5 : La personne a changé de Phase et retrouve un nouvel équilibre

Dans ce cas, le temps n° 2 est long et intense. Il correspond à l'intensité du masque de deuxième degré.

Le moment du changement de Phase

Les surprises du changement de Phase

À la description de nos six types de personnalité, il apparaît que certains types sont plus proches que d'autres. Par exemple, lorsqu'une personne passe d'une Phase Travaillomane à une Phase Persévérant, cela peut se traduire par des changements de comportement peu importants, car ces deux types de personnalité ont beaucoup de points communs. En revanche, si une personne passe d'Empathique à Rêveur, ou de Persévérant à Promoteur, ou encore de Travaillomane à Rebelle, les changements peuvent être surprenants pour la personne et son entourage. Même si cette personne a déjà montré le comportement correspondant à cette nouvelle Phase lorsqu'elle utilisait son ascenseur, maintenant, elle montre la séquence de mécommunication qui correspond à cette nouvelle Phase et ne sait pas toujours comment satisfaire ses nouveaux besoins psychologiques et utiliser ses nouvelles qualités comportementales.

Les changements de Phase se font-ils toujours de façon identique chez une même personne ?
Non. Le fait d'avoir vécu un changement de Phase douloureux n'implique pas que l'éventuel changement suivant sera aussi dur à vivre et, inversement, le fait d'avoir vécu un changement de Phase peu marqué n'implique pas que l'éventuel changement suivant sera aussi facile à vivre.

L'intensité du changement de Phase

Le temps passé par une personne dans son masque intense de deuxième degré avant d'amorcer le changement de Phase est impossible à prévoir. Cela peut durer de quelques mois à des années. Certains changements de Phase se font dans une douleur extrême. La personne semble semer le vide et la désolation autour d'elle, perdant son travail, ses amis, son conjoint, détruisant sa vie sociale, professionnelle, familiale et personnelle. Lorsque le changement de Phase se fait dans une grande douleur, il est extrêmement difficile pour la personne qui le vit de sortir seule de ses mécanismes d'échec. Il est important dans ce cas de se faire aider par un professionnel, afin d'éviter une escalade dans le stress et les comportements défensifs. Dans certains cas, le changement ne semble pas provoquer une douleur aussi intense, jusqu'à passer presque inaperçu.

Le phasing et la psychothérapie

Le changement de Phase est souvent déclencheur de recherche personnelle sur son identité, son mieux-être, ses relations aux autres et à soi. Cela se traduit souvent par une démarche personnelle de psychothérapie ou de recherche de connaissance de soi.

La mécanique du phasing est hors de portée du conscient de la personne. Celle-ci n'est consciente que des effets de ce phasing sur son comportement et ses relations. Cette prise de conscience de ses difficultés comportementales et relationnelles, ainsi que l'impression, parfois, d'un changement d'identité incitent la personne à démarrer une démarche personnelle.

Pourquoi une psychothérapie peut-elle être bénéfique lors d'un phasing ?
La psychothérapie, au travers des permissions qu'elle donne, accélère le plus souvent le phasing, et donc réduit ce temps difficile entre la fin d'une Phase et le début de la suivante.

C'est tout l'intérêt de la connaissance de son immeuble. Elle permet à la personne, en lui indiquant sa prochaine Phase, d'aider consciemment à son mieux-être par la satisfaction de ses nouveaux besoins psychologiques. Au-delà de ce simple outil, c'est le moyen d'une compréhension de sa nouvelle identité, car une fois le phasing effectué et l'installation au nouvel étage de l'immeuble terminée, c'est vraiment une nouvelle façon d'être qui se développe. La Process Communication donne ainsi de nombreuses informations sur le changement que vit la personne, et peut ainsi l'aider à mieux comprendre et mieux vivre ses nouveaux comportements.

Si les difficultés rencontrées par une personne l'amène à démarrer une psychothérapie, le modèle Process Thérapie propose un ensemble d'outils et de méthodes d'accompagnement qui feront l'objet d'un prochain livre.

Se prendre en charge
en mettant son énergie dans l'immeuble

La connaissance de notre immeuble nous permet de gérer notre niveau de stress en prenant soin de nous.

Connaître notre scénario nous permet de repérer la modification de notre mode de pensée et d'anticiper les échecs à long terme.

La connaissance des mythes permet d'identifier la façon dont nous permettons aux autres d'avoir une certaine influence émotionnelle sur nous.

Les questions existentielles nous enseignent le pourquoi de notre recherche de satisfaction des besoins psychologiques et nous permettent ainsi de mieux les satisfaire.

La connaissance de notre problématique de Phase nous permet une meilleure gestion de nos comportements de défense et nous incite au développement de nos potentialités.

Il y a deux attitudes possibles face à un événement confrontant la problématique de Phase : exprimer l'émotion authentique ou s'enfermer dans les comportements défensifs.

Un changement de Phase peut être très intense à vivre ou passer quasi inaperçu.

Chapitre 10

L'accompagnement avec la Process Communication

Niveaux d'intervention et modèle Process Com®

Il est possible de distinguer trois niveaux d'intervention dans tous les accompagnements :

- *Apprentissage de comportements nouveaux :* il s'agit d'une mise à disposition d'information et de savoir-faire. C'est le cas des formations sur le développement personnel, que ce soit sur le thème de la connaissance de soi, de la communication ou du management.

- *Changement de comportement :* ces interventions s'inscrivent dans le cadre du coaching, de la « guidance », telle qu'elle est conduite dans le travail sanitaire et social, dans les groupes de développement personnel ou l'accompagnement personnalisé. À ce niveau, le professionnel de la relation d'aide, outre une mise à disposition d'information, propose un processus d'accompagnement qui favorise des changements de comportement « dans le présent », sans référence à l'histoire de la personne.

- *Changements génératifs :* c'est le cadre de la psychothérapie, où les situations problématiques présentes sont mises en perspective dans l'histoire de la personne, par le lien émotionnel entre le vécu présent et le passé. Ce cadre-là inclut les actions possibles dans les deux niveaux précédents (apports d'information et changements « dans le présent »).

La Process Communication propose des outils pour intervenir sur les deux premiers niveaux : apprentissage de comportements nouveaux ou changements de comportement. La Process Thérapie intervient sur les deuxième et troisième niveaux : changements de comportement ou changements génératifs. Le choix de l'approche et des outils utilisés dépend du cadre d'action du professionnel de l'aide et de la demande de la personne aidée.

Exemple de l'utilisation du concept de « problématiques »

La présentation des problématiques dans une formation Process Communication permet aux stagiaires d'identifier leurs masques et de comprendre ce qu'ils recouvrent. Ce peut être source de changements importants dans leur vie personnelle et professionnelle.

Dans le cadre d'un coaching, ces mêmes problématiques peuvent être présentées et utilisées en exercice, par exemple pour amener un cadre à mettre moins de pression sur ses collaborateurs. En comprenant l'impact démotivant de son masque de deuxième degré, il peut s'entraîner avec le coach à une expression de ses émotions authentiques qui s'inscrit dans la culture de l'entreprise où il travaille.

Dans le cadre d'une psychothérapie, les problématiques permettent à la personne d'identifier ses propres masques et les émotions authentiques qu'ils recouvrent. La personne est accompagnée dans ce changement personnel par le processus adapté à son type de personnalité, mettant ainsi en jeu des modifications importantes de comportements, tant dans la vie personnelle que professionnelle. Selon le type de personnalité, le travail émotionnel, le travail corporel, la Gestalt, la réorganisation des expériences passées, l'interprétation, la modification des états de conscience, ou tout autre outil thérapeutique, peuvent être utilisés.

Ces trois niveaux correspondent à trois niveaux de demandes :

- *demande sociale*, pour l'apprentissage de comportements (« Comment faire dans telle circonstance ? ») ;

- *demande personnelle*, pour les changements de comportements (« Il m'est difficile de faire cela ») ;
- *demande d'évolution*, pour le travail thérapeutique.

La démarche Process

Face à toute demande d'accompagnement professionnel ou personnel (coaching individuel, coaching d'équipe, supervision, conseils, etc.), la Process Communication met d'abord en place une relation basée sur le processus qui convient à la structure de personnalité de la personne en demande.

Prise de contact

La Process Communication préconise de prendre contact avec la Base, par le canal de communication et les perceptions, et de chercher à satisfaire les besoins de la Phase. Il s'agit donc, dans un premier temps, d'identifier la structure de personnalité de l'interlocuteur, au moyen des outils vus au chapitre 8, ou tout simplement en lui faisant remplir un questionnaire[1].

L'éclairage théorique : demande et structure de personnalité

Quel que soit le type de demande posé, social ou personnel (ou demande d'évolution pour la psychothérapie), le premier temps de la démarche Process Communication est de faire le lien entre la demande et la structure de personnalité de la personne en demande. Ainsi, s'il s'agit, par exemple, d'une demande ayant trait à une meilleure communication avec un certain type de personne, il est fort probable que ces difficultés de communication se présentent avec des types de personnalité qui correspondent aux étages les plus élevés de l'immeuble de la personne. S'il s'agit d'un problème de motivation, il y a de grandes chances pour que les besoins de Phase

---

1. Ce questionnaire est traité informatiquement par Kahler Communication France, qui renvoie un inventaire de personnalité décrivant l'immeuble de la personne.

de la personne ne soient pas satisfaits par son environnement profes-sionnel. La demande posée est donc regardée en fonction de l'éclai-rage théorique que donne la Process Communication.

La problématique de Phase

La demande est ensuite envisagée en fonction de la Phase et de la pro-blématique qui y est associée. Il s'agit de vérifier si les difficultés décrites par la personne dans son environnement professionnel ou personnel correspondent à sa problématique de Phase, car, si c'est le cas, cela signifie que l'accompagnement se fera au niveau d'une demande plus personnelle, ce qui suppose l'accord de la personne aidée.

Choisir d'agir malgré sa problématique

Nous sommes dans une situation de supervision où une consul-tante fait face à une difficulté relationnelle avec l'un de ses clients. Celui-ci en effet modifie régulièrement au dernier moment les conditions d'intervention (lieu, dates, etc.), ce qui gêne l'action de cette consultante de Base Travaillomane. L'analyse de la situation montre qu'il est nécessaire d'avoir un entretien de mise au point avec ce client. Pour cette consultante, de Phase Empathique, exprimer ses désaccords et son irritation face à ces désagréments d'organisation est difficile et désagréable. Comme il s'agit de sa problématique de Phase, je lui pose la question de savoir si elle souhaite s'engager ou non dans cet objectif de clarification et d'expression de ses griefs vis-à-vis de son client. La réponse étant positive, nous avons préparé l'entre-tien de façon à ce que ses besoins de Phase Empathique (recon-naissance de la personne et sensoriel) soient satisfaits et qu'elle puisse exprimer ce qu'elle souhaite dire en préservant la qualité de sa relation avec son client, tout aussi désorganisé que sympa-thique (selon les descriptions du fonctionnement de ce client, il apparaît comme vraisemblable qu'il est de Base Rebelle). Les deux objectifs (fixer l'organisation et conserver la qualité de la relation) furent atteints en un seul entretien et même dépassés puisque le fait de s'ouvrir de ces difficultés à son client renforça sa relation.

Poser une limite aux interventions d'aide

La connaissance de l'immeuble de la personne aidée permet à celui qui accompagne de poser des limites claires à ses interventions, en distinguant les actions liées à la psychothérapie :

• Dépasser la problématique de Phase.

• Explorer et retravailler la problématique de Base.

• Explorer et retravailler les éventuelles problématique des Phases vécues.

Les actions de coaching vont donc se limiter à proposer à la personne d'agir malgré sa problématique de Phase en mettant en place le cadre d'action le plus aidant pour elle.

Les outils de l'analyse transactionnelle

La Process Communication intègre certains des outils de l'analyse transactionnelle, qu'elle conserve dans leur forme originale ou qu'elle complète avec ses propres apports.

Les outils dans leur forme originale :

• Les rackets ou sentiments parasites ;

• Le triangle dramatique.

Les outils perfectionnés :

• Les drivers ;

• Les positions de vie ;

• Les liens entre les concepts.

Les rackets, ou sentiments parasites, ou émotions de couverture

Les rackets sont des sentiments habituels chez une personne, qui se manifestent après un driver, recouvrent un autre sentiment et sont inappropriés pour résoudre le problème vécu par la personne. Ce sont des sentiments qui accompagnent les masques des deuxième et

161

troisième degrés. D'une certaines manière, on peut dire qu'ils constituent une « exploitation émotionnelle » des autres, c'est pourquoi ils ont été dénommés « racket ».

Les drivers

Il y a cinq drivers : Sois parfait, Sois fort, Fais plaisir, Fais effort et Dépêche-toi. Chacun de ces drivers peut être appliqué sur soi (driver Enfant : « Je suis valable si je suis parfait, si je suis fort, si je fais des efforts, si je te fais plaisir ou si je me dépêche ») ou sur les autres (driver Parent : « Tu es valable si tu es parfait, si tu es fort, si tu fais des efforts, si tu me fais plaisir ou si tu te dépêches »). Ils ont été appris dans l'enfance, souvent dans une expression verbalisée : « 18 en maths, c'est bien, mais 20, c'est quand même mieux » (Sois parfait), « Tu ne vas pas pleurer pour ça, tu en verras bien d'autres ! » (Sois fort), etc. La répétition de ce type de phrases et les enjeux qu'attachent les parents à la conformité à ces messages suscitent chez l'enfant l'apparition de ces comportements – « suscitent » seulement, car l'enfant trie les différents messages qui lui sont envoyés. C'est ainsi que deux enfants élevés dans un contexte identique avec des messages parentaux identiques peuvent développer des drivers différents.

Lorsque nous avons décrit les niveaux de mécommunication, nous n'avons présenté que six drivers sur les dix qui existent, car ce sont les seuls qui aient une corrélation statistique avec les six types de personnalité du modèle Process Communication. Toutefois, une personne peut, en plus de ses drivers de Base et de Phase, montrer l'un des quatre drivers non corrélés. Nous parlons, dans ce cas, de **driver secondaire**.

Le triangle dramatique

On doit cet outil à Steve Karpman, qui regroupe les comportements existant dans un conflit en trois **rôles**, représentés sur un triangle.

Le **Persécuteur** critique, attaque et dévalorise les autres, se sentant en position de supériorité.

© Groupe Eyrolles

Persécuteur   Sauveteur

Victime

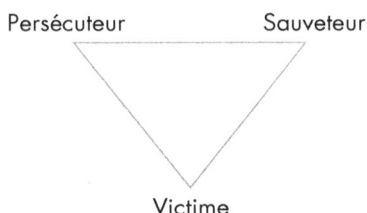

La **Victime**, se sentant en position d'infériorité, semble attirer les critiques et les coups. Elle se dévalorise.

Le **Sauveteur** surprotège, décide à la place de l'autre, se plaçant ainsi dans une position de supériorité.

Et s'il n'y a que deux protagonistes en conflit ?
L'un des rôles reste vacant, attendant l'éventuel changement de rôle.

Steve Karpman nous dit que, lors d'un conflit, il y a au moins un changement dans les rôles[1] : le Sauveteur devient Victime ou Persécuteur, la Victime devient Persécuteur ou Sauveteur, le Persécuteur devient Sauveteur ou Victime.

Les positions de vie

L'analyse transactionnelle distingue quatre positions de vie. Claude Steiner les décrit comme des sentiments à propos de soi-même et des autres[2] :

- « Je suis OK, vous êtes OK », codé par « +,+ » ;
- « Je ne suis pas OK, vous êtes OK », codé par « −,+ » ;
- « Je suis OK, vous n'êtes pas OK », codé par « +,− » ;
- « Je ne suis pas OK, vous n'êtes pas OK », codé par « −,− »

La **position** « +,+ » est une position réaliste qui consiste à s'appuyer sur ses ressources et celles de l'autre pour gérer toute situation. Cela ne signifie pas accepter n'importe quel comportement, mais, au contraire, distinguer comportement et identité. Lorsqu'une personne a des comportements préjudiciables aux autres et à elle-même,

---

1. Steve Karpman, « Contes de fées et analyse dramatique du scénario », *Les Classiques de l'analyse transactionnelle*, vol. 2, pp. 68-72.
2. Claude Steiner, *Des scénarios et des hommes*, Épi, 1984.

le fait de distinguer identité et comportement l'aide à arrêter ces comportements. La position « +,+ » est l'expression de la dignité humaine, qualité inaliénable d'un être humain, quel qu'ait été son comportement. C'est la position fondamentale de toute personne à sa naissance. Cette position est « celle dont les gens ont besoin pour développer complètement leurs potentialités[1] ». Les trois autres positions sont induites par le stress. La position de vie « +,+ » peut également être considérée comme un « postulat philosophique » inhérent à l'analyse transactionnelle et à la Process Communication[2].

La **position** « −,+ » est une position de dévalorisation de soi et de survalorisation de l'autre, qui est vécu comme supérieur, intelligent, fort, compétent, savant, etc.

La **position** « +,− » est une position de survalorisation de soi et de dévalorisation de l'autre, qui est vécu comme inférieur, bête, faible, incompétent, ignorant, etc.

La **position** « −,− » est une position dérisoire de dévalorisation de soi et de l'autre.

Ces quatre positions traduisent quatre catégories d'opérations sociales[3], c'est-à-dire quatre types de relations.

La position « +,+ » traduit des relations d'égal à égal : en cas de difficulté, « je vais de l'avant avec toi ».

La position « +,− » traduit des relations de domination et de rapport de force : en cas de difficulté, « je me débarrasse de toi ».

La position « −,+ » traduit des relations de dépendance à l'autre : en cas de difficulté, « je fuis ».

---

1. Claude Steiner, *ibid.*
2. Interview de Taibi Kahler, en septembre 2000, conduite par Gérard Collignon et l'auteur.
3. Franklin Ernst Jr, « L'enclos OK, une grille pour aller de l'avant avec l'autre », *Les Classiques de l'analyse transactionnelle*, vol. 1, pp. 133-142.

La position « –,– » traduit des relations d'opposition sourde et de conflits larvés (situation d'un enfant qui boude, par exemple) : en cas de difficulté, « je ne sais pas quoi faire ».

Positions de vie, drivers, rôles et immeuble

Taibi Kahler a complété ces quatre positions de vie par deux positions qui correspondent au niveau des drivers :

- Drivers Parent : « Je suis OK, vous êtes OK <u>si</u> (vous êtes parfait ou fort) », codé par « $+,+_{si}$ ». Comme nous l'avons vu, avec les drivers des personnes de Base ou Phase Persévérant et Promoteur, il s'agit d'une relation où une personne fait peser sur son interlocuteur une « pression », en transmettant plus ou moins inconsciemment : « Si vous voulez être valable à mes yeux, vous devez être parfait (Persévérant) ou fort (Promoteur). »

- Drivers Enfant : « Je suis OK <u>si</u> (je suis parfait ou fort, je fais plaisir ou je fais des efforts), vous êtes OK », codé par « $+_{si},+$ ». Comme nous l'avons vu, avec les drivers des personnes de Base ou Phase Empathique, Travaillomane, Promoteur et Rebelle, il s'agit d'une relation où une personne se met sur elle-même une « pression », en se disant plus ou moins inconsciemment : « Si je veux être valable à vos yeux, je dois être parfait (Travaillomane) ou vous faire plaisir (Empathique) ou faire des efforts (Rebelle) ou être fort (Rêveur). »

On peut classer les drivers, les rôles du triangle de Karpman et les positions de vie en fonction de l'immeuble.

Immeuble	Masques	Rôles	Positions de vie
Les six étages de l'immeuble	Pas de masque	Pas de rôle	$+,+$
1er degré de mécommunication	Les drivers	Sauveteur ou Victime	$+,+_{si}$ ou $+_{si},+$
2e degré de mécommunication	Geignard / Attaquant / Blâmeur	Victime ou Persécuteur	$-,+$ ou $+,-$
3e degré de mécommunication	Désespéré	Victime	$-,-$

Les apports du modèle Process Communication

Le modèle Process Communication est issu de l'analyse transactionnelle[1]. Il ne peut être défini comme une école d'analyse transactionnelle, car il s'appuie sur des liens statistiques entre les concepts, ce
qui traduit une démarche théorique différente. De plus, le modèle
Process Communication a ajouté ses propres outils et sa propre logique d'accompagnement.

L'éthique des deux approches est cependant identique : elles se fondent toutes les deux sur le postulat que l'Homme est fondamentalement bon, et qu'on peut résoudre les difficultés relationnelles en
s'appuyant sur les capacités d'autonomie de la personne. Cette proximité due à l'origine de la Process Communication et à l'éthique commune aux deux approches permet d'utiliser les outils de l'analyse
transactionnelle dans une démarche d'accompagnement Process
Communication.

Le mode opératoire de l'accompagnement du modèle Process

La Process Communication permet de répondre à deux niveaux de
demandes : demande sociale (l'apprentissage du comportement),
demande personnelle (les changements de comportement).

La démarche de la Process Communication consiste à établir un bon
processus (canal de communication + perception de la Base, besoin(s)
psychologique(s) de la Phase), puis à voir en quoi les difficultés exprimées par la personne sont éclairées par sa structure de personnalité.

Les interventions visant à dépasser la problématique de la Phase ou à
retravailler la problématique de la Base ou des Phases vécues sont
plutôt considérées comme des interventions psychothérapeutiques.

La Process Communication inclut certains concepts de l'analyse transactionnelle.

---

1. Taibi Kahler a essentiellement développé les outils de l'analyse transactionnelle :
   états du moi fonctionnels, strokes et méconnaissances, drivers, stoppers, mini-
   scénario. À noter également les influences de la psychanalyse sur son modèle.

Chapitre 11

Stratégie d'accompagnement et type de personnalité

Nous allons voir pour chacun des six types de personnalité un rappel des informations le concernant, un descriptif du type d'accompagnement qui lui convient et un exemple dans le domaine professionnel : management, coaching, relation d'aide.

Empathique

Caractéristiques

Triangle dramatique	Rôle : Victime
Positions de vie	« $+_{si}$, + » en driver, puis « −,+ » en deuxième degré
Mécanisme d'échec	Faire des erreurs
Scénario	Après
Problématique	Masque de geignard qui montre de la tristesse et cache de la colère
Question existentielle	Suis-je aimable ?
Driver	Fais plaisir Enfant

167

Intervention

Démarche générale

Il s'agit de :

- être à l'écoute de ses sentiments pour l'amener vers l'analyse et la réflexion ;
- l'amener à s'apprécier, à se donner de l'importance à ses yeux ;
- porter attention à la personne ;
- s'appuyer sur le ressenti, pour construire une analyse des faits et élaborer un plan d'action.

Mode opératoire

Il s'agit pour cette personne de :

- l'amener à s'occuper d'elle (et non des autres en priorité) et à prendre soin d'elle par la prise en compte de ses souhaits (non par les excès de nourriture ou les achats de cosmétiques qui peuvent correspondre à la satisfaction négative du besoin sensoriel) ;
- commencer à lui faire expérimenter l'affirmation de soi dans des situations sociales simples, comme exprimer ses préférences, pour l'amener à dire non ;
- l'amener à une expression des sentiments qui soit de plus en plus claire et consciente, et qui lui permette de distinguer ses propres sentiments de ceux de ses proches (« Je sais que tu n'apprécies pas trop cela, mais moi j'aime bien »).

Au fur et à mesure que ces actions sont menées, il est possible que la personne de type Empathique parle de plus en plus de situations d'expression de désaccords avec son entourage personnel et professionnel, ce qui signifie que sa conscience de ses désirs propres augmente.

Un groupe de parole : réaliser un soin et communiquer

Nous sommes dans un groupe de parole constitué d'aides-soignantes qui réalisent des soins infirmiers à domicile. L'équipe est en difficulté avec un nouveau patient qui est très « critique, cassant et irritable », et qui « pose des questions sur toutes nos actions ». « Impossible de faire quelque chose ou de lui faire faire quelque chose s'il n'a pas discuté avant ! » Les aides-soignantes se sentent rejetées et non prises en compte dans leurs compétences relationnelles et techniques, malgré leurs efforts. Manifestement, ce patient est de Base Travaillomane et l'équipe de « tonalité » plutôt Empathique. Les soignantes ont donc tenté l'écoute, la douceur, la compréhension, la bienveillance, toutes choses qui auraient très bien convenu à une personne de Base ou Phase Empathique.

Je propose à chacune d'exprimer son ressenti quant à la relation avec ce patient, puis nous passons à l'investigation du ressenti possible de ce patient. Ressenti qui expliquerait son attitude « critique et cassante ». Très vite, le groupe se met d'accord sur le fait que cette personne se sent très mal devant sa perte d'autonomie rapide (*problématique d'une personne de Base ou Phase Travaillomane : tristesse liée à la perte, ici d'autonomie, recouverte par de la colère attaquante*). Cette perte d'autonomie a été à l'origine de la mise en place des soins à domicile et le groupe comprend et accepte que sa « mauvaise humeur » soit la conséquence de ce mal-être. Nous faisons ensuite un petit exercice d'imagination, pour rechercher en groupe les attentes de ce patient : « Vous connaissez ce patient depuis trois semaines. Qu'attend-il de vous comme attitude qui soit une aide pour lui ? » L'analyse menée par le groupe fait ressortir le besoin d'information de cette personne. Information qui est une source de « rassurance » et lui permet de participer aux soins qu'il reçoit. Nous terminons la séance par un descriptif des attitudes les plus aidantes pour cette personne et celles qui sont à éviter.

Ce groupe de personnes de Base ou Phase Empathique, sans connaître la Process Communication, a réussi à élaborer un mode de communication adapté à ce patient, en partant des émotions pour aller vers l'analyse et terminer par un plan d'action.

Travaillomane

Caractéristiques

Triangle dramatique	Rôle : Persécuteur
Positions de vie	« +$_{si}$,+ » en driver, puis « +,– » en deuxième degré
Mécanisme d'échec	Surcontrôler
Scénario	Jusqu'à ce que
Problématique	Masque d'attaquant qui montre de la colère et cache de la tristesse et du chagrin
Question existentielle	Suis-je compétent ?
Driver	Sois parfait Enfant

Intervention

Démarche générale

Il s'agit de :

- donner des informations à la personne, être attentif à lui donner de quoi réfléchir ;

- la guider de la pensée vers les sentiments, le ressenti ;

- une fois l'analyse effectuée, planifier les actions à mettre en œuvre.

Mode opératoire

Il s'agit pour cette personne de :

- réfléchir avec elle, lui donner de l'information pour l'amener vers l'expression de ses sentiments ;

- l'inciter à lire, à prendre des informations et à revenir avec des questions ;

- lui poser des questions sur son ressenti, l'amener à classer ce ressenti selon les quatre sentiments de base identifiés par l'analyse transactionnelle : la joie, la tristesse, la colère et la peur. Il est également possible de lui expliquer les phases du deuil selon Elisabeth Kübler-Ross : déni – colère – marchandage – tristesse – acceptation ;

© Groupe Eyrolles

- lui expliquer que les émotions, lorsqu'elles sont en excès, bloquent la pensée claire, et qu'elles doivent être, en quelque sorte, « purgées », d'où la nécessité d'une expression préparée de la tristesse.

Se relever après une « mise à l'écart »

Cette anecdote s'est déroulée quelques mois après un stage Process Communication avec une équipe de direction de l'un des sites d'un groupe industriel français. Lors d'une action de suivi auprès d'un service, je croise l'un des membres de cette équipe de direction (une personne de Base Travaillomane en Phase Travaillomane). Il m'informe de sa « relative mise à l'écart » par le nouveau directeur général, qui le trouve « dépassé », « trop technicien et pas assez manager ». Nous parlons de son avenir et il me dit qu'il est nommé responsable d'un petit atelier. Découragé, il se vit comme sans avenir dans le groupe et envisage de donner sa démission, malgré ses traites (il vient d'acheter une maison). Il montre tous les signes d'une personne de Base Travaillomane en troisième degré de stress : remettant en cause sa propre compétence, il est très en colère contre son DG, qui « ne comprend rien à rien !).

Nous nous séparons sur ces mauvaises nouvelles.

Je le revois deux ans plus tard, dans la même entreprise, quand il organise un stage pour sa propre équipe. Son atelier s'est développé, car il a réussi à mettre en place des innovations techniques qui réduisent très fortement les coûts de production. Son concept est tellement efficace qu'il me raconte avoir été invité à présenter ses innovations à tous les directeurs de sites du groupe pour qu'ils puissent les décliner dans leurs propres unités.

Au cours d'un entretien informel, il me dira combien les informations sur le fonctionnement du type Travaillomane lui ont été utiles : « À chaque fois que j'étais en colère, je cherchais où était la tristesse, et cela m'a évité bien des conflits inutiles. Je sais que ma question existentielle est la compétence et j'ai donc cherché à montrer ma technicité et ma valeur professionnelle. J'ai tout de suite analysé de fond en comble le nouvel atelier que l'on ma confié et j'ai trouvé des sources d'amélioration ! » Il termina l'entretien en me disant qu'il se sentait maintenant de plus en plus en Phase Empathique.

Persévérant

Caractéristiques

Triangle dramatique	Rôle : Persécuteur
Positions de vie	« +,+$_{si}$ » en driver, puis « +,– » en deuxième degré
Mécanisme d'échec	Partir en croisade
Scénario	Jusqu'à ce que
Problématique	Masque d'attaquant qui montre de la colère et cache de la peur
Question existentielle	Suis-je digne de confiance ?
Driver	Sois parfait Parent

Intervention

Démarche générale

Il s'agit de :

- établir un lien de confiance avec la personne, lui donner les moyens de « se changer elle-même », aller à son propre rythme, aller des opinions vers les émotions ;

- l'accompagner de telle sorte qu'elle soit toujours « un pas en avant » et qu'elle ait le contrôle de la situation.

Mode opératoire

Il s'agit pour cette personne de :

- accepter le fait qu'elle va vous tester, vous faire subir des épreuves : « Quels sont vos diplômes ? », « Combien d'interventions de ce type avez-vous faites ? », « Est-ce que vous valez l'argent que je vais vous donner ? »

- utiliser des techniques qui requièrent la pensée :
  - être attentif à sa tendance à répondre légèrement à côté de la question, ou bien à discuter sur le sens des mots[1], et, lorsque le lien de confiance est établi, l'informer de ces décalages,

---

1. Ce que les transactionnalistes appellent une « redéfinition ».

- écouter ses raisonnements, qui sont justes, mais qui peuvent être basés sur des prémisses fausses : « Cette personne a été nommée à ce poste par protection, elle est incompétente et, par conséquent, je dois gérer ses erreurs. Par exemple, la semaine dernière… – Sur quoi vous basez-vous pour affirmer qu'elle est incompétente ? »

- utiliser des questions pour une recherche de cohérence entre ses intentions et ses comportements vis-à-vis de son entourage (par exemple, elle veut les aider et pour cela elle les critique), et l'amener à prendre conscience (avec douceur !) des incohérences entre ses intentions et les résultats qu'elle obtient, entre ses valeurs affirmées et son comportement. Ainsi, elle peut pointer elle-même ses contradictions, intégrer ce mode de raisonnement et se questionner elle-même ;

• l'amener vers les sentiments en gardant présentes l'analyse et la réflexion :

  - la questionner sur les sentiments ressentis dans les situations évoquées,

  - expliciter ses propres valeurs.

Une situation de coaching : harcèlement moral ?

Nous sommes dans une situation de coaching : une responsable, Chantal, est accusée par l'une de ses collaboratrices de harcèlement moral. Nous nous connaissons depuis un stage de management effectué deux ans plus tôt, stage suffisamment impliquant pour que nous ayons établi une relation d'estime réciproque. Chantal encadre les responsables de crèches et de haltes-garderies d'une municipalité de la région parisienne. Convaincue de l'incompétence de l'une de ses collaboratrices, responsable d'une halte-garderie, après avoir observé ses comportements vis-à-vis des enfants, elle a convoqué cette dernière plusieurs fois pour lui faire part « de remarques et de directives claires », dit-elle. Chantal est de Base Persévérant, avec une Phase Travaillomane. Les entretiens avec cette responsable de halte-garderie, manifestement de Base Rebelle, ont été assez vifs. Après le deuxième entretien sur ce thème, Chantal a été convoquée par sa hiérarchie, qui l'a avertie de l'intention de la responsable de la halte-garderie de porter plainte pour harcèlement moral. Chantal, convaincue de la justesse de son action, ne veut pas revenir sur ses positions, mais a néanmoins accepté un accompagnement en coaching pour « assouplir son comportement ».

Voici l'extrait de notre conversation qui a amené cette personne de Base Persévérant (dans ce stress fort, c'est la Base qui gère la situation) à changer son attitude. Nous sommes à la deuxième séance de coaching, la première ayant consisté à fixer les objectifs, recueillir des informations sur la situation et présenter l'inventaire de personnalité.

- Que lui reproches-tu, en réalité ?
- Elle manque sérieusement de professionnalisme.
- À quoi vois-tu cela ?
- Elle n'est pas capable de compréhension et de douceur vis-à-vis des enfants lorsque ceux-ci se montrent un peu turbulents. Elle devrait être capable de les protéger, de poser des limites, de façon calme, afin d'être un exemple pour son équipe. Au lieu de cela, elle s'énerve. Du coup, cela énerve toute son équipe, ainsi que les enfants, qui deviennent tous excités.
- En t'écoutant, je me dis que c'est surtout ce mauvais exemple auprès de l'équipe qui t'exaspère.
- Ah oui ! Parce que son équipe est constituée de bonnes professionnelles et que ce n'est pas facile d'en trouver dans ce milieu. Elle va finir par les démotiver !
- Donc, tu lui reproches de ne pas protéger, de ne pas poser des limites de façon calme et de ne pas être un exemple. Tu m'as raconté les entretiens avec cette collaboratrice. Puis-je te poser une question qui te sera très désagréable ?
- Oui, tu peux.
- Dans tes entretiens avec cette collaboratrice, crois-tu avoir montré de la protection, avoir posé des limites de façon calme, en étant un exemple de management ?
- Tu crois que c'était facile !
- …
- …
- Puis-je te poser une deuxième question ?
- Oui.
- Est-ce que je montre suffisamment de protection vis-à-vis de toi, est-ce que je pose les limites de façon calme et est-ce que je suis un exemple possible de ce que tu peux faire en entretien ?

- Pour les limites, je crois que c'est clair. Pour ce qui est de la protection, tu es trop déstabilisant, tu profites de ce que nous nous connaissons et, de ce fait, c'est agressif et ça m'incite à te résister.
- Quels conseils tu me donnerais pour améliorer mon entretien avec toi ?
- De laisser plus de temps à ton interlocuteur, de lui laisser de la réflexion pour qu'il puisse décider par lui-même et ainsi commencer à modifier son attitude.
- Est-ce que ce serait de bons conseils pour le prochain entretien que tu vas avoir ?
- Oh, ce sont d'excellents conseils ! (rires)

Trois demi-journées sur la Process Communication ont suivi cet échange, afin de lui apporter de l'information sur sa difficulté relationnelle et lui donner les moyens d'établir une communication avec une collaboratrice de type Rebelle. Cette dernière n'a plus évoqué ses menaces de procès, la relation s'étant stabilisée sur un plan strictement professionnel.

Rêveur

Triangle dramatique	Rôle : Victime
Positions de vie	« $+_{si,}+$ » en driver, puis « $-,+$ » en deuxième degré
Mécanisme d'échec	Attendre passivement
Scénario	Jamais
Problématique	Masque de geignard qui montre de la gêne et cache le besoin d'autonomie et le sentiment de puissance
Question existentielle	Suis-je voulu ?
Driver	Sois fort Enfant

Démarche générale

Donner des directives pour aller vers l'analyse et la compréhension.

Mode opératoire

Il s'agit pour cette personne de :

- découvrir ce qu'elle souhaite, puis lui faire un plan pour atteindre cet objectif ;

- donner du « travail à la maison », traduire en actes concrets ses souhaits avec des contrats de type social : passer un coup de téléphone pour inviter quelqu'un, etc.

Timidité

Damien est un jeune homme qui vient me voir pour des problèmes de timidité. Informaticien, concepteur de programmes, il lance une start-up avec quelques amis et se rend compte qu'il a plus de difficultés à communiquer avec les humains qu'avec les ordinateurs et que cela va lui causer des complications dans les différentes démarches nécessaires au lancement du projet. Réservé, distant, Damien ne veut pas « faire de thérapie émotionnelle ni de psychanalyse interminable », dit-il. C'est une personne de Base et Phase Rêveur. L'étage suivant est Persévérant. Nous nous mettons d'accord pour un nombre limité de séances, à la fin desquelles nous ferons un bilan. Le moment le plus important de sa démarche est résumé ici :

- Damien, dites-moi comment vous faites pour être timide.
- Je suis bloqué… Je ne bouge pas.
- Je veux dire, dites-moi comment vous faites dans votre tête pour vous bloquer ainsi.
- Je ne sais pas trop…
- Imaginez que vous ralentissez le temps. Décrivez-moi ce qui se passe avant de lancer le comportement « timide ».
- Je me dis : « Fais comme ceci », « Ne fais pas cela », « Fais attention »… Ce genre de choses… Comme si je me parlais…
- Décrivez-moi les caractéristiques de cette voix.
- Dure, sèche, autoritaire et qui donne des conseils.
- C'est une voix qui donne des conseils…
- Oui… des conseils.
- Bien, vous allez utiliser votre cerveau comme un ordinateur, en gardant le texte, mais en modifiant les paramètres audio de présentation de ce texte.
- OK.

- Donc, vous allez entendre ces mêmes conseils, mais en changeant l'intonation de la voix. Prenez une voix d'hôtesse d'aéroport, aérienne, plus lente, légèrement sensuelle, avec de l'écho et un peu de « réverbération » dans la voix…
- Oui.
- Repassez mentalement plusieurs fois ces mêmes conseils donnés par cette nouvelle voix[1].
- …
- Dites-moi ce qui se passe.
- Je ne sais pas le dire… mais c'est différent.
- Est-ce que la nouvelle voix arrive à lancer le comportement « timide » ?
- Je ne crois pas… C'est surprenant.
- On dirait que le programme « timide » a un bug…
- Eh bien… il y a des bugs intéressants…

La séance se termine par l'établissement de la liste des contacts professionnels qu'il doit engager prochainement. L'accompagnement se terminera deux ou trois séances plus tard, Damien se déclarant satisfait de ses résultats. « Ça marche aussi avec les filles ! » me dira-t-il à la séance de bilan.

Promoteur

Caractéristiques

Triangle dramatique	Rôle : Persécuteur
Positions de vie	« $+_{si},+$ » en driver, puis « $+,-$ » en deuxième degré
Mécanisme d'échec	Manipuler
Scénario	Toujours
Problématique	Masque de blâmeur qui montre de la colère et cache le besoin d'un lien durable
Question existentielle	Suis-je vivant ?
Driver	Sois fort Parent

---

1. Adapté d'une technique de programmation neurolinguistique : le changement de submodalités. Il est bien entendu que ce qui a été efficace avec ce comportement de timidité ne le serait pas avec tous les comportements étiquetés « timidité ».

Intervention

Démarche générale

Il s'agit d'utiliser l'action pour aller vers les sentiments.

L'approche est directe et confrontante.

Mode opératoire

Il s'agit pour cette personne de :

- poser un cadre strict (horaires, conduite des entretiens, etc.) ;
- obtenir un contrat dur et ferme ;
- ne permettre aucune discussion sur les termes du contrat et confronter les comportements et les actions ;
- ne pas se laisser séduire par sa faculté d'argumentation, son charisme.

Renégocier l'objectif

La situation est celle d'une action de coaching imposée à Erick, qui est cadre dans une grande société. La commande qui lui est faite par sa direction est de s'intégrer plus au niveau de l'équipe de cadres, de rendre compte à sa hiérarchie du résultat de ses actions, d'encadrer et de soutenir ses collaborateurs… en bref, de cesser de faire « cavalier seul ». L'inventaire confirme ce que l'objectif laissait soupçonner : Erick est une personne de Base et de Phase Promoteur.

Le premier entretien que nous avons est classique : connaissance de l'environnement, grandes étapes de la carrière professionnelle, validation des objectifs du coaching. Erick, pendant l'entretien semble s'ennuyer et, pour obtenir plus de motivation de sa part, je choisis d'utiliser une communication plus directe :

- Écoutez, allons à l'essentiel, cela nous évitera de nous ennuyer tous les deux. On va commencer par un jeu. Je pose les hypothèses sur ce qui vous arrive et tant que je gagne, je joue !
- OK.
- Vous êtes obligé d'accepter la démarche de coaching, mais vous cherchez un moyen d'y échapper, et peut-être même de coincer votre responsable grâce à ce coaching (*masque de blâmeur du type Promoteur*). Mais vous hésitez, car, dans les deux cas, vous

© Groupe Eyrolles

avez l'impression d'être perdant (*scénario Toujours du type Promoteur*). Si vous acceptez le coaching, vous avez l'impression que vous allez « rentrer dans le rang » et perdre ce qui fait votre originalité et votre efficacité par rapport à vos collègues et, si vous sabotez le coaching, vous savez que votre responsable le prendra comme un refus net de s'intégrer dans son action.

- Exact.

- Vous êtes plutôt tenté par le sabotage, car de toute façon, vous avez l'impression de n'être en rien responsable et que c'est votre hiérarchique qui est la cause de ce que vous allez faire (*masque de blâmeur du type Promoteur*).

- OK, tout cela est bien vu. On fait quoi maintenant (*perception action*) ?

- Je vous propose un autre objectif : vous intégrer à l'équipe et garder votre originalité.

- C'est contradictoire…

- C'est peut-être impossible, mais je suppose que vous devez aimer ce type de défi impossible.

- Je pratique souvent.

- Tout ce que je vous dis sur votre situation n'est pas inventé, c'est juste une partie des descriptions des niveaux de stress correspondant à votre type de personnalité. Nous pouvons voir les aspects positifs, si vous le souhaitez, afin de déterminer notre plan d'action.

- Ça commence à m'intéresser !

Rebelle

Caractéristiques

Triangle dramatique	Rôle : Persécuteur
Positions de vie	« $+_{si}$,+ » en driver, puis « +,– » en deuxième degré
Mécanisme d'échec	Blâmer
Scénario	Toujours
Problématique	Masque de blâmeur qui montre de la colère et cache le besoin de s'aimer et de se sentir responsable de ses actes
Question existentielle	Suis-je acceptable ?
Driver	Fais effort Enfant

Intervention

Démarche générale

Il s'agit de :

- ne pas se prendre au sérieux ;
- chercher à faire vivre des situations pour provoquer des prises de conscience et l'expression de sentiments authentiques.

Mode opératoire

Il s'agit pour cette personne de :

- l'amener au ressenti par des jeux de rôle ;
- susciter l'expression directe des sentiments ;
- lui faire remarquer de façon ludique quand elle enfreint les règles.

Un refus de participation

Nous sommes dans un stage de gestion des conflits. L'une des stagiaires, Marie, malgré sa volonté d'apprendre et d'appliquer les apports du stage, refuse l'un des postulats de ce type d'approche : pour gérer un conflit et susciter chez l'autre un changement d'attitude, il faut d'abord changer son comportement, en espérant que cela amènera une amélioration de la relation. Marie rejette ses responsabilités, se sent « sans reproche », et dans la situation professionnelle qu'elle présente au groupe, ne voit pas ce qu'elle pourrait changer pour améliorer les choses. Marie est de Base Rebelle et nous montre, de façon tout à fait sympathique et « entêtée », son masque de blâmeur, ainsi que sa problématique qui consiste à ne pas prendre ses responsabilités vis-à-vis des attitudes blessantes qu'elle a pu avoir dans cette situation conflictuelle. Nous ne sommes pas dans un stage Process, et donc je n'ai pas la possibilité de développer des explications conceptuelles (expliquer la problématique et le masque de 2e degré de stress du type Rebelle). Explications qui seraient par ailleurs inutiles, puisque les personnes de type Rebelle n'apprennent pas de façon conceptuelle, mais au travers de leurs expériences. L'ambiance du groupe est chaleureuse, conviviale, ludique et studieuse. C'est l'environnement idéal pour une personne de type Rebelle. C'est au cours d'un jeu de rôle, en jouant le personnage avec lequel elle était en conflit que le « déclic » va se faire. Au cours d'une saynète très humo-ristique, Marie, jouant l'ensemble des protagonistes, décidera des attitudes à mettre en place pour changer cette relation.

Accompagnement personnalisé

Empathique : aller des émotions vers la pensée, puis les décisions.

Travaillomane : s'appuyer sur l'analyse pour rechercher les senti-ments, puis planifier les actions à mettre en œuvre.

Persévérant : établir un lien de confiance par le partage des valeurs, rechercher le ressenti, lui donner les moyens de changer de lui-même sa façon de faire.

Rêveur : identifier son objectif, lui donner un plan structuré pour l'atteindre.

Promoteur : cadrer l'intervention, définir l'objectif, puis rechercher le ressenti.

Rebelle : établir un lien ludique et décontracté, se mettre d'accord sur l'objectif et le laisser le réaliser à sa propre manière.

Chapitre 12

Les relations personnelles

La Process Communication permet, par la compréhension des diffé-rences entre personnes, d'apporter des solutions pratiques à toutes les difficultés liées aux relations. Nous avons vu dans le chapitre précé-dent qu'elle peut être utilisée, dans le domaine professionnel, pour renforcer la cohésion des équipes, améliorer la compréhension des autres, gérer les conflits, négocier, conseiller une évolution person-nelle, etc. Elle peut également être une source d'amélioration des relations dans le domaine personnel. Le modèle Process (que ce soit en Process Communication ou en Process Thérapie) est particulière-ment pertinent pour apporter des solutions aux difficultés relation-nelles que peuvent rencontrer les couples et les familles. Il donne les moyens de comprendre le fonctionnement de ses proches pour établir une relation qui prenne en compte les personnalités de chacun, dans ses attentes et son mode de communication. Nous allons aborder dans ce chapitre l'utilisation de la Process Communication dans les relations de couple et également dans les relations parents-enfants.

Les relations de couple

La Process Communication permet d'aider les couples à mieux se comprendre et à dépasser leurs difficultés. Ainsi, en suivant un stage « Process Couple » ou en lisant un livre sur la Process Communica-tion, chacun des membres du couple reçoit de l'information sur la personnalité de son conjoint, ce qui permet ainsi de mieux appréhender son fonctionnement, notamment ses besoins psychologiques et ses séquences de stress. Ce qui va permettre d'interpréter et de décoder le comportement de son conjoint, non pas en fonction de soi, mais en fonction de la structure de personnalité du conjoint.

Il est assez rare[1] que nous choisissions un conjoint ayant la même Base que nous. Cela peut expliquer les difficultés de communication au sein des couples et l'incompréhension qui s'installe face aux situations stressantes de la vie, lorsque chacun entre dans sa propre séquence de stress.

Les différents concepts que nous avons vus précédemment s'avèrent très utiles pour aider un couple à traverser les épreuves rencontrées au cours de la vie et à en sortir plus uni. Ces concepts vont être utilisés dans trois domaines qui concernent tout couple :

- la communication ;
- le plaisir ;
- l'entraide.

Le couple : un espace de communication

Les Bases des deux conjoints étant très souvent différentes, chacun doit mettre de l'énergie dans son ascenseur pour « activer l'étage nécessaire » afin de pouvoir communiquer avec son partenaire. Si l'énergie nécessaire est trop importante, dès que du stress apparaît, le couple peut s'épuiser dans des « non-discussions » stériles ou se cantonner dans le mutisme, avec l'impression que l'autre ne le comprend pas. Chacun, en tentant d'exprimer ce qu'il vit, crée involontairement de l'incompréhension, parce que son mode de communication est différent de celui de son conjoint. Dans une telle situation de stress, plus la volonté de discuter est forte, plus le risque de ne pas se comprendre est fort ! Plus nous sommes dans une proximité affective avec une personne, plus il y a de « chances » pour que ses masques nous attirent

---

1. Cette remarque est fondée sur une observation empirique. Il n'y a pas encore d'études statistiques conduites sur les personnalités dans le couple.

dans nos propres masques. Il semble donc plus difficile de gérer un conflit dans une relation personnelle que dans une relation plus « neutre », telle que peut l'être une relation professionnelle.

Si l'on apprend le langage du conjoint avec les canaux de communication et les perceptions, on peut lui transmettre, dans son langage, ce qui est important pour soi. Il peut alors répondre en toute compréhension du contenu qui lui est offert.

Il ne s'agit pas, bien entendu, de faire passer un inventaire de personnalité Process Communication avant de vivre ensemble, mais d'ajouter un moyen supplémentaire d'être heureux ensemble en prenant en compte la personnalité de son conjoint.

Le couple : un espace de plaisir

Dans toute relation, le plaisir d'être ensemble est le résultat de la satisfaction mutuelle des besoins de Phase. Il est donc important que les besoins de Phase de chacun des conjoints puissent être satisfaits dans le fonctionnement du couple. Peu importe que cette satisfaction soit réalisée de façon séparée (« Tu vas à ta partie de bridge et je fais une soirée sport ») ou à deux (même activité en même temps), pourvu que cela corresponde à la conception que chacun se fait de la vie de couple et satisfasse les besoins des deux conjoints.

Un changement de Phase de l'un des conjoints peut amener des difficultés dans le couple, puisque ce conjoint change de source de satisfaction et de séquence de stress. La recherche de la satisfaction des besoins psychologiques de la nouvelle Phase n'est pas récente, puisque cette nouvelle Phase est constituée par l'étage immédiatement au-dessus de l'ancienne Phase, et que la personne, en utilisant son ascenseur, a activé régulièrement cet étage immédiatement supérieur. Ce qui est nouveau, c'est que la non-satisfaction de ce ou ces besoins entraîne une séquence de stress. Séquence de stress qui est également nouvelle puisque liée à la nouvelle Phase. Le conjoint qui n'a pas changé de Phase doit réapprendre à communiquer avec cette « presque nouvelle personne » qu'est devenue son conjoint.

Quel que soit le type de relation, la connaissance plus ou moins formelle et le respect des besoins psychologiques de la Phase de l'autre sont les conditions *sine qua non* du plaisir de vivre ensemble sur une période de temps assez longue. Il s'agit de favoriser à la fois la satisfaction commune des besoins psychologiques et l'acceptation de besoins psychologiques différents qui peuvent être satisfaits de façon séparée.

Accepter le besoin de solitude[1]

Il peut être difficile pour une personne en Phase Empathique d'accepter que son conjoint, qui vient de changer de Phase pour un type Rêveur, cherche à s'isoler. Rappelons-nous que nous ne cherchons pas de façon constante la satisfaction de nos besoins de Phase, mais qu'ils sont la « charge de nos batteries » lorsque nous sommes en manque d'énergie. Ainsi, dans ce couple, si la personne en Phase Rêveur vit une quelconque difficulté, elle va chercher à se ressourcer dans la solitude. Son conjoint, en Phase Empathique, sentant cette difficulté, va l'inciter à parler, à sortir voir des amis ou à « cocooner », toutes choses qui satisfont les besoins des personnes de type Empathique. À l'inverse, si c'est la personne de type Empathique qui est en difficulté, son conjoint en Phase Rêveur ne lui en parlera pas et la laissera seule. La Process Communication apporte une compréhension importante de ce qui se passe pour l'autre, ce qui permet d'éviter les interprétations à propos de ces attitudes qui sont assez opposées. Dans cet exemple, les deux conjoints réfléchiront ensemble à un lieu dans la maison où la personne en Phase Rêveur puisse se retirer au calme chaque fois qu'elle le souhaite, ce qui lui permettra, en retour, d'être attentive aux besoins de son conjoint de type Empathique.

---

1. Les exemples suivants sont donnés en indiquant uniquement les phases des personnes et sans mentionner le sexe. En effet, beaucoup de comportements étiquetés « féminin » ou « masculin » sont, avant tout, culturels. Sans nier l'importance de ces éléments culturels, il nous apparaît que le fonctionnement de chaque type de personnalité est plus déterminant dans l'évolution d'un couple que les éléments culturels. Ainsi, une femme, si elle est de type Travaillomane ou Rebelle, par exemple, montrera des comportements très différents dans son couple, tout en étant aussi « féminine », mais d'une façon fort différente.

Gérer le quotidien : les échéances

Une personne en Phase Promoteur qui vit en couple avec une personne en Phase Travaillomane va vivre, au quotidien, nombre d'incompréhensions. En Phase Promoteur, il peut apparaître moins important de payer les factures à échéance que de s'offrir des moments très intenses, en sorties, en sport ou en week-end. La personne en Phase Travaillomane va se trouver confrontée à des difficultés d'organisation, de manque d'argent. L'acceptation pour elle de ce besoin de structuration et des contraintes qui vont en découler est nécessaire pour éviter de sempiternelles discussions sur les finances du ménage. Cette acceptation sera également source de satisfaction pour la personne de type Promoteur, car il est plus facile de vivre le besoin d'excitation dans sa version positive, lorsque l'on connaît de façon précise plutôt que très approximative le montant réel de son compte en banque !

Implication dans la politique locale

Un couple, en découvrant la Process Communication, a compris le pourquoi d'un point d'incompréhension mutuelle. L'une des personnes est en Phase Rêveur et son conjoint en Phase Persévérant, lequel s'est beaucoup impliqué dans la vie politique locale, ce qui signifie de nombreuses réunions tard le soir, des dossiers à étudier, etc. La personne de type Rêveur, tout en acceptant ce temps hors de la vie du couple, n'en « comprenait pas » le sens. Les descriptions du type Persévérant, qui apprécie de concrétiser ses convictions au travers d'activités politiques, d'associations de défense, de clubs de jeunes, etc., les firent sourire : la Process Communication donnait une explication à leurs différences de perception et permettait une meilleure acceptation de l'attitude du conjoint en Phase Persévérant.

Accepter les surprises

Il est très agréable de faire des surprises, surtout lorsque l'on est en Phase Rebelle. Cela est un peu plus délicat avec un conjoint en Phase Travaillomane, qui aime prévoir, anticiper. Ainsi, la personne aura l'envie d'inviter à manger, de façon impromptue, une dizaine d'amis à la maison, sans se préoccuper de savoir s'il est possible de nourrir tout le monde : « On pourra toujours se faire des pâtes ! » Un vrai stress pour une personne de Phase Travaillomane, qui aura à cœur de tout préparer de façon à accueillir de « façon parfaite » ses amis :

ranger la maison, aller faire les courses, dresser une belle table, réfléchir à une recette originale, etc. Cette personne de type Travaillomane pourra se laisser aller à suivre les invitations « impulsives » de son conjoint en se centrant sur le plaisir d'être ensemble, entre amis, sans se préoccuper d'autre chose.

Changer de look

Voici un couple où l'un des conjoints est en Phase Promoteur et l'autre en Phase Persévérant. L'une de leurs chamailleries habituelles, qu'ils aiment raconter, tient au choix de leurs vêtements. En Phase Persévérant, il y a peu de chances que la mode, la tendance actuelle pour la couleur, les types de tissus aient une quelconque importance. Généralement, les personnes de type Persévérant se choisissent un style et en changent peu. Pour les personnes en Phase Promoteur, c'est au contraire un plaisir que d'être habillées à la dernière mode, dans des vêtements de marque.

Dire « Je t'aime »

Les mots « je t'aime » sont parmi les plus agréables à dire et à entendre pour toute personne, quel que soit son type de personnalité. Les personnes de type Empathique les apprécient particulièrement, puisque ces trois mots sont une expression forte de la reconnaissance de la personne. Prenons l'exemple d'une personne en Phase Empathique mariée avec une personne en Phase Travaillomane, qui manifeste peu son amour en le disant. En effet, il arrive que les personnes en Phase Travaillomane, dans leur pudeur à parler d'évidences, exprime leur amour par leur quantité de travail : « Si je travaille tant, c'est pour toi ! » Cela peut être une source de difficulté pour le couple, si la personne en Phase Travaillomane ne prend pas en compte cette attente de son conjoint, en comprenant l'importance de son besoin d'être reconnu.

En lisant ces exemples de difficultés dans un couple, rappelons-nous deux points importants :

• Nous avons les huit besoins psychologiques en nous, à des degrés divers, ce qui fait que nous sommes, potentiellement, capables de les satisfaire chez nous et chez nos proches. La difficulté liée aux besoins de Phase est due au fait que la non-satisfaction risque d'entraîner une séquence de mécommunication.

• Il ne s'agit que de situations de stress « courant », c'est-à-dire de stress de Phase. Lorsqu'il s'agit de stress sévère, ce sont les séquences de stress de la Base qui vont avoir tendance à s'enclencher.

Le couple : un espace d'entraide

L'une des choses les plus imprévisibles du fonctionnement d'un couple est la capacité des conjoints à s'aider mutuellement dans la résolution de leurs problèmes personnels ou à se détruire en amplifiant ces mêmes problèmes. En effet, le couple peut être un espace protecteur et permissif, donnant des opportunités à chacun de dépasser sa problématique ou, à l'inverse, un espace de renforcement des problématiques.

Prenons l'exemple classique d'un couple où l'homme est en Phase Travaillomane et sa femme en Phase Empathique. La problématique de type Travaillomane est constituée de tristesse cachée par de la colère, tandis que la problématique de type Empathique est constituée de colère cachée par de la tristesse. Cette situation peut être « aidante » ou gênante, selon l'alchimie du couple.

Cette femme en Phase Empathique peut être un exemple et un encouragement pour son conjoint, en Phase Travaillomane, à exprimer sa tristesse, tandis qu'il est un exemple et un encouragement pour elle à exprimer sa colère. Mais il peut aussi bien être terrorisant par sa colère, incitant son épouse en Phase Empathique à refouler la sienne, et elle peut être si déprimante pour lui dans ses pleurs qu'il refoule sa propre tristesse. Qu'est-ce qui fait qu'un couple est dans l'aide mutuelle ou dans la destruction mutuelle ? Peut-être la capacité à accepter le conjoint dans sa totalité au lieu de l'enfermer dans une image superficielle…

Dans tous les exemples donnés au paragraphe précédent, chacune des personnes décrites peut, en cherchant à satisfaire les besoins psychologiques de la Phase de son conjoint, développer son propre potentiel de communication et ainsi favoriser son évolution personnelle, au profit des relations de couple. Chacune peut également s'enfermer dans ses masques, en refusant l'aide de l'autre. C'est là une question de décision qui n'appartient qu'à soi.

Les relations parents-enfants

Les difficultés dans les relations parents-enfants prennent une autre signification lorsqu'elles sont décodées avec la Process Communication. Si la personnalité de l'enfant est identique à celle de l'un de ses parents, la qualité de la communication donne de meilleures chances de résoudre – ou au moins de comprendre – les problèmes que rencontre l'enfant. Dans les cas où les personnalités sont différentes, l'incompréhension induite par les masques de mécommunication amplifie les problèmes rencontrés. Il est rare que des frères et sœurs aient une personnalité identique. Être parent suppose donc de communiquer, aimer, transmettre, réprimander, cajoler, soigner, écouter, etc. dans les différents langages en fonction de la personnalité des enfants. Bref, ce n'est pas facile tous les jours !

La construction de l'immeuble

L'hypothèse de Taibi Kahler est que nous naissons avec notre Base et que l'ordre des étages de notre immeuble résulte des interactions avec notre environnement parental. Nous pouvons dire que la construction de l'immeuble est achevée vers l'âge de sept ans. Il est assez rare qu'un changement de Phase se produise avant le début de l'adolescence (dans ce cas, un événement marquant dans la vie de l'enfant en est souvent la cause).

Un exemple : l'apprentissage des leçons

Il en est de l'apprentissage comme de la communication : chaque type de personnalité a sa propre façon d'apprendre[1]. Les parents sont confrontés à cette difficulté chaque fois qu'il s'agit d'aider l'enfant à apprendre ses leçons. L'utilisation de la Process Communication peut

---

1. Pour plus d'informations sur l'utilisation de la Process Communication dans l'apprentissage, lire Béatrice Bailly, *Enseigner : une affaire de personnalités*, Nathan, 1999.

être un excellent exercice pour cette aide scolaire, l'efficacité du processus de communication se traduisant immédiatement par des résultats concrets !

Les enfants de Base Empathique apprennent dès que le lien est bon, et le moment des leçons peut être un temps privilégié pour cela (quoi de meilleur que d'apprendre ses poésies sur les genoux de Papa ou de Maman, quand on a six ans ?). Mais ces facultés d'apprentissage peuvent tout à coup s'envoler si le parent prend une tête d'examinateur, de censeur ou de juge. Les oublis et les erreurs apparaissent (recherche de la satisfaction du besoin de reconnaissance de la personne dans la version négative). Renouez le lien et, de façon « magique », la faculté de comprendre revient. Les enfants de type Empathique apprennent en personnalisant (tel chef d'État était préoccupé par le bien-être des citoyens, tel autre était un tyran) et en faisant des liens entre les concepts (en maths, les « + » et les « − » ne s'aiment pas et ce sont les « − » qui gagnent : « − » par « + », ça fait « − », etc.).

Si l'enfant est de Base Travaillomane, il apprend de façon logique et déductive. Il préfère commencer par la découverte de la théorie et voir ensuite les applications de cette théorie. Il aime classer les informations, ce qui fournit une bonne base pour l'apprentissage.

Avec l'enfant de Base Persévérant, les difficultés peuvent venir de ses opinions vis-à-vis des professeurs et de leur pédagogie. Il est difficile de lui faire apprendre ses leçons sans avoir auparavant écouté son avis et de l'amener à apprendre simplement pour le plaisir. Il apprend en identifiant des principes de fonctionnement et de raisonnement.

Les enfants de Base Rêveur attendent des directives précises et une sollicitation de leur imaginaire. On peut les inciter à visualiser ce qu'ils ont à apprendre, en imaginant les mouvements, les actions liés à ce qui doit être appris. Par exemple, il est possible de les inciter à voyager en imaginaire dans un pays pour la géographie, à visualiser le mouvement des pièces d'un moteur de l'intérieur pour comprendre la mécanique ou à imaginer le tableau noir où s'inscrit le théorème de mathématiques qu'ils ont à apprendre. Il est à noter que de nombreuses découvertes ont été faites grâce à l'imaginaire[1].

Les enfants de Base Promoteur n'apprennent que si les choses sont utiles rapidement. Ils ne trouvent aucun intérêt, donc, à apprendre, par exemple, ce qu'est l'ordonnance de Villers-Cotterêts[2], sauf si l'on crée une compétition où le savoir devient un moyen immédiat de gagner... Les enfants de type Promoteur apprennent avec des défis à relever et des opportunités à saisir rapidement.

Les enfants de Base Rebelle sollicitent beaucoup de créativité chez leurs parents. La question est : « Comment mettre en scène ce qu'il doit apprendre ? » Si vous voulez qu'il apprenne « par cœur » une leçon, cela va être très dur, très long, très épuisant, très énervant, très agaçant... et improductif ! Mettez du jeu et de la créativité et tout devient surprenant de facilité : « Si tu es une bulle de sève qui remonte le long d'une plante, que vois-tu ? » (pour apprendre les différentes parties d'une plante : radicelles, racine, tige, etc.). Veut-il jouer « un homme préhistorique qui parle de sa vie quotidienne et de ses outils » ? Apprendre une poésie en mettant le ton de voix, en mimant les personnages et les situations peut devenir un vrai moment de plaisir. L'apprentissage se base donc sur la surprise, l'étonnement, le jeu et le plaisir.

Satisfaire ses propres besoins de parents

Proposer ces différents modes d'apprentissage à l'enfant ne sera possible que si le parent a satisfait ses propres besoins psychologiques de Phase, ce qui lui permettra d'utiliser son propre ascenseur pour acti-

---

1. Voir les descriptions du fonctionnement d'Einstein et de Tesla dans Robert Dilts, *Aristote et Einstein*, La Méridienne/Desclée de Brouwer, 1996, et *Freud et Tesla*, *op. cit.* Voir également Linda Williams, *Deux cerveaux pour apprendre*, Éditions d'Organisation, 1997.
2. Ordonnance promulguée par François 1er en 1539, qui substitue le français au latin dans les actes officiels et qui est le début « officiel » de la langue française. Sans cette ordonnance, cet ouvrage serait peut-être écrit en latin, en picard, en provençal ou en gascon.

ver les différents étages de son immeuble. S'occuper bien de l'autre suppose de commencer par s'occuper bien de soi.

L'éducation et les permissions

L'influence de l'environnement parental sur la structure de personnalité de l'enfant se fait au travers des comportements. Si les parents sont dans leurs masques, ils montrent et diffusent des messages négatifs : ceux qui correspondent à leur Phase dans les cas de stress léger et celles qui correspondent à leur Base dans les cas de stress fort. Lorsque les parents sont dans la satisfaction de leurs propres besoins psychologiques, ils montrent les comportements correspondant aux étages de leur immeuble. Plus ils activent d'étages, plus ils envoient des messages indispensables au développement harmonieux de l'enfant. On appelle ces messages les **permissions**[1]. À chaque étage de l'immeuble se trouvent des permissions qui donnent des encouragements au développement des potentialités de l'enfant :

- L'étage Empathique envoie des messages comme « C'est bien d'être proche », « C'est bien de montrer ses sentiments », « C'est bien d'être dans un groupe », « C'est bien d'exprimer ses besoins ».

- L'étage Travaillomane envoie des messages comme « C'est bien de penser », « C'est bien de grandir », « C'est bien de réussir ».

- L'étage Persévérant envoie des messages comme « C'est bien de penser à sa façon », « C'est bien de grandir », « C'est bien de réussir ».

- L'étage Rêveur envoie des messages comme « C'est bien de se faire aider », « C'est bien d'imaginer les choses », « C'est bien de vivre à sa propre façon ».

- L'étage Promoteur envoie des messages comme « C'est bien d'être sûr de soi », « C'est bien d'être sexy », « C'est bien d'être puissant ».

- L'étage Rebelle envoie des messages comme « C'est bien d'être dans un groupe », « C'est bien de s'amuser », « C'est bien d'explorer le monde », « C'est bien d'attirer l'attention ».

---

1. Voir l'article de Pat Crossman : « Permission et protection », *Les Classiques de l'analyse transactionnelle*, vol. 2, pp. 81-83.

Notez que tous les types de personnalité de l'immeuble envoient le message : « C'est bien d'être comme on est. »

Pour que ces messages soient encore plus protecteurs, on doit les envoyer sans pression ni obligation à faire. Prenons l'exemple du message « C'est bien de réussir ». Il est possible de dire à un enfant : « C'est une bonne chose de réussir, et ce n'est pas grave si l'on ne réussit pas », afin que la permission ne se transforme pas en pression supplémentaire. Il en est ainsi pour tous les messages : « C'est bien de penser » ne signifie pas qu'il faille tout comprendre tout de suite, à tous les coups… Cela permet, si besoin, de donner l'autorisation de « ne pas être » tout de suite, avant de donner la permission d'« être »[1].

Les relations avec les proches

Les conjoints peuvent améliorer la qualité de leur vie commune par la compréhension de l'autre, l'utilisation des canaux de communication et la satisfaction des besoins psychologiques.

Les relations parents-enfants nécessitent également la prise en compte de la personnalité de l'enfant, des canaux de communication et des besoins psychologiques, notamment dans l'apprentissage, car chaque type de personnalité apprend à sa façon.

La Base est visible très tôt dans l'enfance. L'ordre de l'immeuble est influencé par l'environnement parental. L'immeuble est fixe à partir de sept ans.

---

1. Pour un développement plus important de cette notion, voir l'article de Jean-Pierre Noé, où il décrit son concept d'« autorisation » : « L'autorisation », *Les Classiques de l'analyse transactionnelle*, vol. 6, pp. 101-108.

Chapitre 13

Se former
à la Process Communication

Il existe en France deux types de formations. Celles avec certification, qui sont exclusivement dispensées par KCF, et les formations destinées aux entreprises et aux particuliers, qui sont exclusivement dispensées par les formateurs certifiés.

Les formations avec certification

Destinées à des professionnels de la formation, du conseil, du coaching et de la relation d'aide, ce sont des formations qui donneront le droit aux personnes qui les ont suivies de faire passer à leurs clients l'inventaire de personnalité. Les deux formations principales sont :

- La formation de formateurs

  Elle dure dix-huit jours et est sanctionnée par un examen dont l'obtention permet de conduire des sessions Process Communication, dans ses applications « entreprise » (management, vente, cohésion d'équipe) et ses applications pour particuliers (connaissance de soi, relations de couple, relations parents-enfants).

- Le Process Coaching

  Destinée aux professionnels du coaching, cette formation de six jours permet à des coachs de faire passer l'inventaire à leurs clients. Ce qui permet une action de coaching individualisée, qui prend en compte la personnalité du coaché, en lien avec ses objectifs et son environnement professionnel.

Le contenu des formations à destination des entreprises

Le contenu des formations proposées est défini selon le thème abordé et la demande des personnes formées. Pour les quatre thèmes les plus courants (management, vente, cohésion d'équipe et découverte du modèle Process Com®), la conception pédagogique, les concepts abordés et les supports pédagogiques sont relativement uniformes, quel que soit le formateur qui conduit la formation. Le déroulement du séminaire, le style d'animation et les exercices proposés sont, bien entendu, propres à chaque formateur certifié.

Tous les séminaires ont un « socle théorique » commun, où sont décrits les six types de personnalité, l'immeuble, l'ascenseur et le changement de phase. Ensuite, chaque séminaire présente des spécificités selon le thème et l'objectif de l'action de formation.

Process Communication Management

La durée de ce séminaire s'étend de trois à cinq jours. C'est le séminaire le plus complet, où les dix composantes théoriques de la Process Communication sont abordées :

1. Les styles de management : comment manager chaque personnalité.

2. Les parties de personnalité : *les comportements communicants.*

3. Les canaux de communication.

4. Les besoins psychologiques.

5. La matrice et les environnements préférés.

6. Les perceptions.

7. L'éventail des relations : l'énergie disponible pour communiquer avec chaque personnalité.

8. Les drivers.

9. Les scénarios.

10. Les masques du deuxième et troisième degré.

Process Communication Vente

La durée de ce séminaire s'étend de deux à trois jours. Le séminaire donne les moyens d'établir une relation client-fournisseur qui prend en compte la personnalité de chacun. L'accent est mis sur la communication et les niveaux de stress :

- Les canaux de communication.
- Les besoins psychologiques.
- La matrice et les environnements préférés.
- Les perceptions.
- Les drivers.
- Les masques du deuxième et troisième degré.

Process Communication : cohésion d'équipe

La durée de ce séminaire s'étend de deux à trois jours. Le séminaire donne les moyens d'améliorer le fonctionnement d'une équipe de travail, par la prise en compte des différences de fonctionnement de chacun, comme une ressource de complémentarité. L'accent est mis sur la motivation, la communication et les conflits possibles au sein de l'équipe :

- Les besoins psychologiques.
- Les drivers.
- Les masques du deuxième et troisième degré.
- Les canaux de communication.
- Les perceptions.

Process Communication : découverte du modèle

La durée de ce séminaire s'étend de un à deux jours. Le séminaire donne les moyens de se comprendre et de comprendre les autres. L'accent est mis sur la connaissance de soi et les moyens de communiquer avec les autres :

- Les besoins psychologiques.
- Les drivers.

- Les masques du deuxième et troisième degré.

Ces quatre séminaires constituent la majorité des formations sur la Process Communication. Des applications à la demande peuvent être réalisées. Chaque séminaire est doté d'un support stagiaire, d'un inventaire de personnalité et de matériels pédagogiques spécifiques.

Process Communication : autoformation

Il est bien sûr possible de se former soi-même, grâce aux livres sur la Process Communication et à la possibilité de réaliser son inventaire en ligne, sur le site www.kcf.fr. Néanmoins, cette possibilité présente l'inconvénient de percevoir et comprendre les autres personnalités à travers la sienne. Un séminaire Process Communication conduit par un formateur certifié doit permettre une découverte plus « objective » des six personnalités.

Obtenir des renseignements sur les formations

Les formations en Process Communication (Process Communication Management, Cohésion d'équipe, Process de vente) sont dispensées en France par le réseau des formateurs certifiés.

Les actions de coaching sont également proposées par des coachs certifiés qui utilisent le modèle dans leur accompagnement.

Pour tout renseignement, les deux sites gérés par KCF dispensent de nombreuses informations. Vous trouverez notamment la liste des formateurs certifiés, publiée sur www.kcf.fr, par ordre alphabétique. Sur ce site, il est également possible de réaliser son inventaire de personnalité. Sur le site www.processcom.com, la liste des formateurs et des coachs certifiés est présentée par ordre alphabétique et par régions. Ces deux sites donnent également des informations d'actualité, des exercices, des descriptions du modèle, des articles, des interviews, la liste des séminaires proposés par KCF et un forum de discussion.

Pour toute autre demande qui ne trouverait pas satisfaction sur ces sites, il est possible d'écrire à : KCF, Le Moulin du Béchet, Impasse du Béchet, 27120 Croisy-sur-Eure.

Se former à la Process Communication

Deux types de formations : celles avec certification permettant l'utilisation de l'inventaire pour ses clients en formation, conseil ou coaching, et celles pour l'entreprise et les particuliers, animées par les formateurs certifiés.

Les séminaires « Process Communication », « Process Vente », « Cohésion d'équipe » et « Découverte » ont chacun un déroulement pédagogique, des outils pédagogiques et un inventaire de personnalité qui leur sont spécifiques.

Glossaire

Actions
Perception du Promoteur, qui consiste à percevoir une situation au travers des actions possibles.

Après
Scénario du type Empathique, dont le thème est : « Pour l'instant ça va, mais ça ne va pas durer. »

Ascenseur
Capacité à utiliser les étages de l'immeuble.

Attaquant
Masque de deuxième degré de mécommunication des types Travaillomane et Persévérant, qui consiste à critiquer et à dévaloriser les autres par une colère attaquante. Il s'accompagne de rackets de rage, d'arrogance, de droiture et de triomphe.

Attendre passivement
Mécanisme d'échec du Rêveur, qui consiste à ne pas agir.

Autonomie
Développement de trois facultés : la conscience, la spontanéité et l'intimité (Eric Berne dans *Des jeux et des hommes*). L'autonomie consiste à gérer une situation à partir de données présentes, dans une position de vie « +,+ ».

Autorisation
Concept de l'analyse transactionnelle, élaboré par Jean-Pierre Noé, qui consiste à autoriser le contraire de la permission afin de faciliter

l'accès à celle-ci. Exemple : pour se donner la permission de réussir, il peut être utile de se dire « Ce n'est pas si grave si je rate » (= autorisation de ne pas réussir à tous les coups).

Axe des buts
Axe décrivant le positionnement des personnalités par rapport aux buts qu'elles se fixent et qui comporte deux pôles : Déclencheur interne et Déclencheur externe.

Axe des relations
Axe décrivant le positionnement des personnalités par rapport aux relations et qui comporte deux pôles : Engagé et En retrait.

Base
Un des six types de personnalité, observable dès le jeune âge.

Besoin psychologique
Manque de nature psychologique, dont la satisfaction permet le bien-être et l'efficacité.

Blâmer
Mécanisme d'échec du type Rebelle, qui consiste à rejeter sur les autres ses propres responsabilités.

Blâmeur
Masque de deuxième degré de mécommunication des types Promoteur et Rebelle, qui consiste à accuser les autres par une colère blâmante et s'accompagne de rackets de jalousie, d'ennui, de reproches.

Canal de communication
Relation comportant une invitation (de type comportemental) et une acceptation (de type comportemental). Un canal se traduit par une écoute mutuelle, sans sous-entendus, des interlocuteurs dont le discours est cohérent avec leurs actes, et une conversation sans « buts cachés ».

Canal directif, ou canal 2
Canal contenant une directive qui s'adresse à la réflexion chez l'interlocuteur.

Canal informatif, ou canal interrogatif, ou canal 3
Canal contenant de la réflexion qui s'adresse à la réflexion ou l'opinion chez l'interlocuteur.

Canal interruptif, ou canal 1
Canal d'urgence par lequel une personne s'adresse de façon très directive et très protectrice à l'interlocuteur, qui répond de façon essentiellement non verbale.

Canal ludique, ou canal émotif, ou canal 5
Canal contenant de l'émotion qui s'adresse à l'émotion chez l'interlocuteur.

Canal nourricier, ou canal 4
Canal contenant de l'attention à l'autre qui s'adresse à l'émotion chez l'interlocuteur.

Comportements défensifs
Comportements qui se mettent en place face à une difficulté, et qui sont la répétition de comportements datant de l'enfance. Les comportements défensifs s'opposent à l'autonomie.

Composantes
Les différents éléments théoriques et pratiques de la Process Communication.

Contact
Besoin psychologique du type Rebelle, qui se traduit par la recherche de stimulations, de nouveautés, de contacts.

Déclencheur interne, motivation interne
Pôle de l'axe des buts où la personne se fixe ses objectifs en fonction de critères personnels.

Déclencheur externe, motivation externe
Pôle de l'axe des buts où la personne se fixe des objectifs qui peuvent changer en fonction des opportunités offertes par l'environnement.

Driver
Comportements subtils, appris dans l'enfance, qui sont une contrainte interne et qui indiquent le début de la mécommunication.

Il y a cinq drivers : Sois parfait, Sois fort, Fais plaisir, Fais effort et Dépêche-toi ; et deux manifestations : driver Parent et driver Enfant.

Émotions

1er sens

Ressenti agréable ou désagréable. La prise de conscience de l'émotion (de nature plutôt inconsciente) est appelée « sentiment ».

2e sens

Perception du type Empathique qui consiste à percevoir une situation au travers de son ressenti.

En retrait

Pôle de l'axe des relations qui décrit des personnes préférentiellement orientées vers l'activité et les échanges de type intellectuel.

Engagé

Pôle de l'axe des relations qui décrit des personnes privilégiant la nature et la qualité de la relation aux autres.

Excitation

Besoin du type Promoteur qui s'exprime dans une recherche de sensations intenses dans un temps très court.

Faire des erreurs

Mécanisme d'échec du type Empathique qui consiste à faire des erreurs sous stress.

Formule de communication

Construction de phrase avec le canal et la perception de la Base et la satisfaction des besoins de la Phase.

Geignard

Masque des types Empathique et Rêveur qui exprime une position de dévalorisation de soi et s'accompagne de rackets de gêne, d'inquiétude, de culpabilité et de confusion.

Immeuble

Représentation métaphorique de l'ordre décroissant d'utilisation des différents types de personnalité, avec la Base comme rez-de-chaussée. Il y a 720 immeubles différents.

In-actions
Perception du type Rêveur qui consiste à percevoir une situation au travers de son imagination et de ses attentes de directives.

Inventaire
Résultat du traitement informatisé des réponses au questionnaire de personnalité. La présentation de l'inventaire varie selon le séminaire (management, vente, coaching, etc.).

Jamais
Scénario du type Rêveur où la personne se vit comme n'atteignant jamais ce qu'il y a de plus important pour elle.

Jusqu'à ce que
Scénario des types Travaillomane et Persévérant qui a pour thème « Je ne peux pas me reposer, ou m'amuser, tant que je n'ai pas fini mon travail » (Travaillomane) ou « J'irai au bout quoi qu'il m'en coûte » (Persévérant).

Manipuler
Mécanisme d'échec du type Promoteur qui consiste à se dégager d'une situation en coinçant quelqu'un d'autre à sa place.

Masque
Indicateurs comportementaux de la progression dans la séquence de mécommunication, repérables grâce aux tons de voix, attitudes, mimiques du visage, gestes et mots utilisés par la personne.

Matrice
Résultats du croisement de l'axe des buts et de l'axe des relations. La matrice contient quatre quadrants.

Mécanisme d'échec
Fonctionnement interne qui cherche la satisfaction des besoins psychologiques dans la version négative. Il maintient le ressenti et l'expression des rackets. Il empêche le ressenti et l'expression des sentiments authentiques.

Mécommunication, ou mal-communication
Relation qui se situe hors des canaux de communication. Il existe trois degrés de mécommunication, avec des masques spécifiques pour chaque degré.

Message permissif
Message positif qui s'oppose au driver. Concept de Hedges Capers.

Mini-scénario
Description de *patterns* comportementaux sur un temps bref, dont les éléments sont les mêmes que ceux du scénario.

Mythe
Croyance qui porte sur la possibilité de faire sentir bien ou mal.

Opinions
Perception du type Persévérant qui consiste à percevoir les situations au travers de ses interprétations, de ses convictions personnelles.

Partir en croisade
Mécanisme d'échec du type Persévérant qui consiste à utiliser un discours polémique pour dévaloriser et attaquer les convictions de l'interlocuteur.

Pensées
Perception du type Travaillomane qui consiste à percevoir le monde au travers des faits, des informations et des chiffres.

Perception
Façon dont une personne intègre la réalité, en sélectionne un aspect plutôt qu'un autre et interagit avec son environnement. Il y a six perceptions : émotions, pensées, opinions, in-actions, actions et réactions.

Personnalité
Terme générique désignant le fonctionnement d'une personne avec elle-même ou avec les autres.

Type de personnalité
Ensemble de caractéristiques reliées statistiquement et qui décrivent un fonctionnement incluant des comportements défensifs et des comportements d'autonomie. Il y a six types de personnalité : Empathique, Travaillomane, Persévérant, Rêveur, Promoteur et Rebelle.

Structure de personnalité
Organisation des six types de personnalité et de la Phase. Il y a
4 320 structures de personnalité différentes (720 immeubles possibles x 6 Phases différentes pour chaque immeuble).

Phase
Type de personnalité exprimant la source de motivation actuelle et
indiquant la séquence de mécommunication la plus probable, si le
besoin psychologique correspondant n'est pas satisfait.

Changement de Phase, ou phasing
Changement personnel qui se traduit par un changement de
besoins psychologiques et de séquence de mécommunication.

Position de vie
« Sentiments à propos de soi-même et des autres » (Claude Steiner
dans *Des scénarios et des hommes*) qui déterminent quatre catégories
d'opérations sociales (Franklin Ernst dans « L'enclos OK, une grille
pour "aller de l'avant avec l'autre" », *Les Classiques de l'analyse transactionnelle*, vol. 1, pp. 133-142). Il y a quatre positions de vie :
« +,+ » est la position de respect de soi et de respect de l'autre ; « –,+ »
est la position de dévalorisation de soi et de survalorisation de
l'autre ; « +,– » est la position de survalorisation de soi et de dévalorisation de l'autre ; « –,– » est la position dérisoire de dévalorisation
de soi et de l'autre. Taibi Kahler complète ces quatre positions de
l'analyse transactionnelle par deux positions qui correspondent au
niveau des drivers : « +,+$_{si}$ » et « +$_{si}$,+ ».

Préférence environnementale, ou environnement préféré
Préférence par rapport aux quatre environnements : « groupes »,
« relations deux à deux », « seul » et « de groupe en groupe », qui
correspondent aux quatre quadrants de la matrice.

Presque I, ou Presque type 1
Scénario qui a pour thème « J'ai presque réussi ».

Presque II, ou Presque type 2
Scénario où la personne réussit, mais ne profite pas de sa réussite. Le Presque II peut se manifester uniquement dans la vie professionnelle (Presque II Pro) ou uniquement dans la vie personnelle (Presque II Perso).

Problématique
Difficulté de chaque type de personnalité qui se traduit par une émotion racket exprimée avec un masque de deuxième degré qui recouvre une émotion authentique. Dépasser la problématique consiste à exprimer l'émotion authentique ; s'enfermer dans la problématique consiste à refouler cette émotion authentique et à montrer le masque de deuxième degré de façon longue et intense.

Process Communication, ou Process Com®
L'approche de Taibi Kahler, fondée sur deux postulats : 1) le processus prime sur le contenu ; 2) nous appartenons tous à l'un des six types de personnalité.

Processus
Manière de dire les choses.

Quadrage *(néologisme)*
Placement dans la matrice.

Quadrants
Les quatre secteurs de la matrice : « Déclencheur interne – Engagé », « Déclencheur interne – En retrait », « Déclencheur externe – En retrait », « Déclencheur externe – Engagé ».

Question existentielle
Question récurrente que se pose chaque type de personnalité en lien avec ses besoins psychologiques.

Racket, ou émotion parasite, ou sentiment parasite, ou émotion de couverture
Sentiment habituel chez une personne qui se manifeste après un driver, recouvre un autre sentiment et est inapproprié comme moyen de résoudre le problème vécu par la personne.

Réactions
Perception du type Rebelle qui consiste à percevoir les situations au travers de ses goûts et de ses dégoûts.

Reconnaissance des convictions
Besoin psychologique du type Persévérant qui se traduit par la recherche de reconnaissance de sa philosophie, de ses valeurs personnelles et de ses prises de position.

Reconnaissance de la personne
Besoin psychologique du type Empathique qui se traduit par la recherche d'acceptation de soi.

Reconnaissance du travail
Besoin psychologique des types Travaillomane et Persévérant qui se traduit par la recherche de reconnaissance de ses réalisations et de sa faculté de penser clairement.

Scénario
Mode de vie inconscient vécu par une personne qui génère des échecs sur le long terme.

Séquence de mécommunication
Enchaînement des masques des trois degrés de mécommunication. Elle correspond au mini-scénario.

Sensoriel
Besoin psychologique du type Empathique qui se traduit par la recherche d'un contact doux avec l'environnement.

Solitude
Besoin psychologique du type Rêveur qui se traduit par une recherche d'un espace et d'un temps à soi.

Structuration du temps
Besoin psychologique du type Travaillomane qui se traduit par la recherche de planification des événements dans le temps.

Surcontrôler
Mécanisme d'échec du type Travaillomane qui consiste à vouloir contrôler exagérément une situation, tout en critiquant avec un masque d'attaquant.

Toujours
Scénario où la personne se vit comme « déchirée » entre deux possi-bilités, toutes deux négatives.

Triangle dramatique
Concept de Steve Karpman qui regroupe les comportements existant dans un conflit en trois rôles, représentés sur un triangle : Sauveteur, Persécuteur et Victime.

Bibliographie

Process Communication

TAIBI KAHLER, *Manager en personne*, InterEditions, 1989.

GÉRARD COLLIGNON, *Comment leur dire… La Process Communication*, InterEditions, 1994.

BÉATRICE BAILLY, *Enseigner, une affaire de personnalités*, Nathan, 1999.

GÉRARD COLLIGNON et PASCAL LEGRAND, *Coacher avec la Process Communication*, InterEditions, 2006.

BRUNO DUSOLLIER, *Comprendre et pratiquer la Process Communication*, InterEditions, 2006.

JÉRÔME LEFEUVRE, *Découvrir la Process Communication*, InterEditions, 2007.

JÉRÔME LEFEUVRE, *S'entraîner à la Process Communication au quotidien*, InterEditions, 2008.

Analyse transactionnelle

Articles parus dans *Les Classiques de l'analyse transactionnelle*, vol. 1, 2, 3, 4, 5, 6.

MURIEL JAMES et DOROTHY JONGEWARD, *Naître gagnant*, InterEditions, 1978.

DOROTHY JONGEWARD et DRU SCOTT, *Gagner au féminin*, InterEditions, 1979.

CLAUDE STEINER, *Des scénarios et des hommes*, Épi, 1984.

Eric Berne, *Des jeux et des hommes*, Stock, 1987.

Raymond Hostie, *Analyse transactionnelle : l'âge adulte*, InterEditions, 1987.

Ian Stewart et Vann Joines, *Manuel d'analyse transactionnelle*, InterEditions, 1991.

Eric Berne, *Analyse transactionnelle et psychothérapie*, Payot, 1995.

Autres ouvrages

Josiane de Saint Paul, *Choisir sa vie*, InterEditions, 1993.

Robert Dilts, Tim Hallbom et Suzi Smith, *Croyances et santé*, Épi, 1994.

Josiane de Saint Paul et Sylvie Tenenbaum, *L'Esprit de la magie*, InterEditions, 1995.

Richard Bandler, *Un cerveau pour changer*, InterEditions, 2000.

Serban Ionescu, Marie-Madeleine Jacquet et Claude Lhote, *Les Mécanismes de défense, Théorie et clinique*, Armand Colin, 2005.

Éléments sous copyright de TKA et KCI

1. Les six Types de Personnalité : Travaillomane, Empathique, Persévérant, Rêveur, Rebelle, Promoteur. Taibi Kahler, Ph.D., **Manager en Personne,** Kahler Communication, Inc., Little Rock, Arkansas, 1988, 1992, 2000, 2004.

2. La Structure de Personnalité est constituée des six Types de Personnalité. L'Immeuble de Personnalité. Taibi Kahler, Ph.D. « Séminaire Process Communication Management », <u>Taibi Kahler Associates, Inc.</u>, Little Rock, Arkansas, October 1982, 1996.

3. Chaque Type de Personnalité présente trois points forts : Travaillomane – responsable, logique, organisé ; Empathique – compatissant, sensible, chaleureux ; Persévérant – observateur, dévoué, consciencieux ; Rêveur – imaginatif, introspectif, calme ; Rebelle – spontané, créatif, ludique ; Promoteur – adaptable, charmeur, plein de ressources. Taibi Kahler, Ph.D., **Manager en Personne,** Kahler Communication, Inc., Little Rock, Arkansas, 1988, 1992, 2000, 2004.

4. Ces six Types de Personnalité sont en chacun de nous avec un séquencement différent des points forts dès l'âge de sept ans, lequel habituellement ne change plus. Stansbury, Pat, « **Report of Adherence** ».
    Selon les observations faites sur le même sujet à l'aide de l'Inventaire de Personnalité passé deux fois.
    Kahler Communications, Inc., Little Rock, Arkansas, 1990.

5. Chaque Type de Personnalité a un style de management et de relations qui lui est propre : Travaillomane et Persévérant utilisent le style Démocratique, Empathique le Style Bienveillant, Rebelle utilise le Style Laissez-Faire ; Promoteur utilise le Style Autocratique et Rêveur l'accepte.
    Taibi Kahler, Ph.D., **Manager en Personne,** Kahler Communication, Inc., Little Rock, Arkansas, 1988, 1992, 2000, 2004.

6. Les Parties de Personnalité identifiées sont : Protecteur, Senseur, Réconforteur, Directeur, Ordinateur, Réconforteur et Émoteur.
   Taibi Kahler, Ph.D. « Seminaire Process Communication Management » , Taibi Kahler Associates, Inc., Little Rock, Arkansas, October 1982, 1996.

7. Chaque Type de Personnalité a une Partie de Personnalité correspondante.
   Travaillomane, Persévérant, Rêveur utilisent l'Ordinateur ;
   Empathique utilise le Réconforteur ; Rebelle utilise l'Émoteur ; Promoteur utilise le Directeur.
   Taibi Kahler, Ph.D., « Seminaire Process Communication Management », Taibi Kahler Associates, Inc., Little Rock, Arkansas, October 1982, 1996.

8. Cinq Canaux sont identifiés : le Canal Interruptif (1) fait une offre depuis le Protecteur qui est acceptée depuis le Senseur.
   Le Canal Directif (2) fait une offre depuis le Directeur qui est acceptée depuis l'Ordinateur.
   Le Canal Interrogatif (3) fait une offre depuis l'Ordinateur qui est acceptée depuis l'Ordinateur.
   Le Canal Nourricier (4) fait une offre depuis le Réconforteur qui est acceptée depuis l'Émoteur.
   Le Canal Émotif (5) fait une offre depuis l'Émoteur qui est acceptée depuis l'Émoteur.
   Taibi Kahler, Ph.D., « Seminaire Process Communication Management », Taibi Kahler Associates, Inc., Little Rock, Arkansas, October 1982, 1996.

9. Persévérant et Travaillomane utilisent le Canal Interrogatif (3) ensemble.
   Promoteur émet sur le Canal Directif (2) vers le Rêveur.
   Rebelle utilise le Canal Émotif (5) ensemble.
   Empathique utilise le Canal Nourricier ensemble et vers le Rebelle.
   Taibi Kahler, Ph.D., « Séminaire Process Communication Management », Taibi Kahler Associates, Inc., Little Rock, Arkansas, October 1982, 1996.

10. Les Perceptions suivantes correspondent aux Types de Personnalité indiqués :
    Travaillomane : Pensées
    Persévérant : Opinions
    Empathique : Émotions
    Rêveur : *In-actions*
    Rebelle : Réactions (*j'aime, j'aime pas*)
    Promoteur : Actions
    Taibi Kahler, Ph.D., **Manager en personne**, Kahler Communication, Inc., Little Rock, Arkansas, 1988, 1992, 2000, 2004.

11. Chaque Type de Personnalité a un environnement préférentiel, selon la matrice suivante :
    La ligne verticale est l'axe des buts, la ligne horizontale est l'axe des relations. Le point supérieur est appelé *Motivation Interne*, le point inférieur est

appelé *Motivation Externe*. Le point de gauche est appelé *Engagé*, le point de droite est appelé *En retrait*.

Ceci forme les quatre quadrants.

Le quadrant haut gauche abrite le Type Empathique qui préfère les groupes, le quadrant haut droite abrite les Types Persévérant et Travaillomane qui préfèrent la relation un à un. Le quadrant bas droite abrite le Type Rêveur qui préfère être seul et le quadrant bas gauche abrite les Types Rebelle et Promoteur qui préfèrent aller de groupe en groupe ou rester en bordure de groupes variés.

Taibi Kahler, Ph.D., « Séminaire Process Communication Management », <u>Taibi Kahler Associates, Inc.</u>, Little Rock, Arkansas, October 1982, 1996.

12. Chaque Type de Personnalité a reçu un thème récurrent (alias « La Question Existentielle ») :

Travaillomane : Suis-je compétent ?

Persévérant : Suis-je digne de confiance ?

Promoteur : Suis-je vivant ?

Rêveur : Suis-je voulu ?

Rebelle : Suis-je acceptable ?

Empathique : Suis-je aimable ?

Spencer/Shenk/Capers and Taibi Kahler Associates. « Seminaire Process Communication », Gardena, California, 1989 ; Taibi Kahler, Ph.D., « Building Quality Teams », Kahler Communications, Inc., Little Rock, Arkansas. 1990,1996.

13. Phases des Types de Personnalité et Besoins Psychologiques :

Travaillomane [phase] – Besoin de reconnaissance du travail et de structuration du temps

Persévérant [phase] – Besoin de reconnaissance du travail et des convictions

Empathique [phase] – Besoin de reconnaissance en tant que personne, satisfactions sensorielles

Rebelle [phase] – Besoin de contacts

Rêveur [phase] – Besoin de solitude

Promoteur [phase] – Besoin d'excitation

Taibi Kahler, Ph.D., **Manager en Personne,** Kahler Communication, Inc., Little Rock, Arkansas, 1988, 1992, 2000, 2004.

14. Trois degrés de stress : premier degré Porte d'entrée ; second degré la Cave ; troisième degré les Oubliettes. Taibi Kahler, Ph.D. « Séminaire Process Communication Management », <u>Taibi Kahler Associates, Inc.</u>, Little Rock, Arkansas, October 1982, 1996.

15. Les Drivers sont « la manifestation comportementale de scénarios négatifs structurels ». Taibi Kahler a découvert les cinq Drivers de base : Fais Plaisir, Fais des Efforts, Sois Parfait, Sois Fort et Dépêche-toi, auxquels correspondent

des mots, tons de voix, gestes, postures, et expressions faciales.

Taibi Kahler, Ph.D., with Hedges Capers, Div.M, LHD. « Le Miniscénario », Transactional Analysis Journal, 4:1, pp. 26-42, January 1974.

16. Chaque Type de Personnalité a un Driver Primaire : Travaillomane – Sois Parfait (je dois être parfait pour les autres).

Persévérant – Sois Parfait (pour moi) ; Empathique – Fais Plaisir ; Rebelle – Fais des Efforts (Je dois faire des efforts pour les autres) ; Rêveur – Sois fort (Je dois être fort pour les autres) ; Promoteur – Sois Fort (pour moi). Taibi Kahler, Ph.D. « Séminaire Process Communication Management », Taibi Kahler Associates, Inc., Little Rock, Arkansas, October 1982, 1996.

17. Un premier degré de comportements de « dysmanagement » est associé à chaque Driver de Type de Personnalité.

Travaillomane – Sois Parfait – le manager ne délègue pas bien ; Persévérant – Sois Parfait (pour moi) – le manager se concentre sur ce qui ne va pas et qui n'est pas « bien » ; Empathique – Fais Plaisir – le manager est trop attaché au bien-être des gens et a du mal à prendre des décisions – ; Rebelle – Fais des Efforts (Je dois faire des efforts pour les autres) – le manager a du mal à savoir comment faire quoi et délègue mal ; Rêveur – Sois fort (Je dois être fort pour les autres) – le manager attend que les choses se résolvent seules et ne prend pas de décisions ; Promoteur – Sois Fort (pour moi) – le manager n'apporte pas de soutien -> débrouille-toi. Taibi Kahler, Ph.D., **Manager en Personne,** Kahler Communication, Inc., Little Rock, Arkansas, 1988, 1992, 2000, 2004.

18. Au deuxième degré de stress chaque Type de Personnalité montre un Mécanisme d'Échec :

Travaillomane *surcontrôle* ; Persévérant impose ses croyances ; Empathique fait des erreurs ; Rebelle blâme ; Rêveur attend passivement ; Promoteur manipule. Taibi Kahler, Ph.D., **Manager en Personne,** Kahler Communication, Inc., Little Rock, Arkansas, 1988, 1992, 2000, 2004.

19. Au deuxième degré de stress chaque Type de Personnalité montre un masque :

Travaillomane et Persévérant montrent un masque d'Attaquant ; Empathique et Rêveur montrent un masque de Victime ; Rebelle et Promoteur montrent un masque de Blâmeur.

Les masques sont tous identifiés avec des mots, tons de voix, gestes, postures, et expressions faciales.

Taibi Kahler, Ph. D. « Process Communication Management Seminar », *Taibi Kahler Associates, Inc.*, Little Rock, Arkansas, October 1982, 1996.

20. Au deuxième degré de stress chaque Type de Personnalité montre des signaux d'avertissement.

Signaux :

Travaillomane : frustré par ceux qui ne pensent pas logiquement, devient obsessionnel sur le timing, l'argent, l'ordre, la propreté.

Persévérant : extrêmement sensible aux critiques devient suspicieux et donneur de leçons. Croit que seules ses opinions sont les bonnes.

Empathique : plus de confiance en soi, rit de soi de manière inappropriée, et invite à la critique.

Rebelle : se montre négatif se plaint. Adresse des « oui mais » aux autres et se met à blâmer les autres, les événements, les situations.

Rêveur : retrait long dans la passivité, plus d'initiative et projets qui ne finissent pas.

Promoteur : provoque des bagarres, ignore ou casse les règles et manipule les autres.

Taibi Kahler, Ph. D. « Process Communication Management Seminar », *Taibi Kahler Associates, Inc.*, Little Rock, Arkansas, October 1982, 1996.

21. Au deuxième degré de stress, chaque Type de Personnalité montre une Position de Vie Comportementale :

Travaillomane et Persévérant montrent : *« Je suis OK – Tu n'es pas OK. »*

Empathique et Rêveur montrent : *« Je ne suis pas OK – Tu es OK. »*

Rebelle et Promoteur montrent : *« Je suis OK – Tu n'es pas OK. »*

Taibi Kahler, Ph. D. « Process Communication Management Seminar », *Taibi Kahler Associates, Inc.*, Little Rock, Arkansas, October 1982, 1996.

22. Au troisième degré de stress chaque Type de Personnalité envisage un *Bénéfice Négatif Final* :

Travaillomane : veut exclure ceux qui ne pensent pas clairement.

Persévérant : veut exclure ceux qui ne sont pas fiables.

Empathique : sent bien qu'*on* va l'exclure parce qu'*on* ne l'aime plus.

Rebelle : réagit avec : *si tu me rejettes, je vais te montrer !*

Rêveur : attend qu'on lui dise quoi faire et se montre surpris quand il est exclu.

Promoteur : veut exclure ceux qui *n'encaissent pas.*

23. Quand une personne montre un Driver, l'intervention efficace est d'utiliser le canal et la Perception associés au Type décelé dans le Driver.

Avec Sois Parfait (pour toi), utiliser le Canal Interrogatif et les Pensées.

Avec Sois Parfait (pour moi), utiliser le Canal Interrogatif et les Opinions.

Avec Fais Plaisir, (pour toi), utiliser le Canal Nourricier et les Émotions.

Avec Fais des Efforts (pour toi), utiliser le Canal Émotif et les Réactions *[J'aime j'aime pas].*

Avec Sois Fort (pour toi), utiliser le Canal Directif et les In-actions.

Avec Sois Fort (pour moi), utiliser le Canal Directif et les Actions.

Taibi Kahler, Ph. D., « The Advanced PCM Seminar », Kahler Communications, Inc., Little Rock, Arkansas, 1997.

24. Chaque Phase de type de Personnalité a une problématique potentielle qui détermine si une personne changera ou pas de Phase dans le cours de sa vie.

Travaillomane – Le chagrin lié à la perte

Persévérant – La peur

Empathique – La colère

Rebelle – La responsabilité

Rêveur – L'autonomie

Promoteur – Le lien

Taibi Kahler, Ph. D., « The Advanced PCM Seminar », Kahler Communications, Inc., Little Rock, Arkansas, 1997.

25. Chaque Type de personnalité de Base a un scénario avec une séquence d'échec observable dans les structures de phrases :

Travaillomane et Persévérant : Jusqu'à

Empathique : Après

Rebelle et Promoteur : Toujours

Rêveur : Jamais

Certaines combinaisons de Types de Personnalité produisent les scénarios Presque I et Presque II pro et perso.

Taibi Kahler, Ph. D. « Seminaire Process Communication Management », *Taibi Kahler Associates, Inc.*, Little Rock, Arkansas, October 1982; Taibi Kahler, Ph.D., « The Advanced PCM Seminar », Kahler Communications, Inc., Little Rock, Arkansas, 1997.

26. Les quatre Mythes sont :

« J'ai le pouvoir de te faire te sentir bien. » ; « J'ai le pouvoir de te faire te sentir mal. » ; « Je crois que tu as le pouvoir de me faire me sentir bien. » ; « Je crois que tu as le pouvoir de me faire me sentir mal. » Taibi Kahler, **Transactional Analysis Revisited**, Human development Publications, Little Rock Arkansas, 1978.

27. Le PTM (Process Therapy Model®) présente les mécanismes de défense du premier degré de chaque Type : Travaillomane : rationalisation ; Persévérant : projection ; Empathique : internalisation ; Rebelle : déplacement ; Rêveur : dépersonnalisation ; et Promoteur : séduction.

Taibi Kahler, Ph.D., « Transactional Analysis Script Profile (Guide for the Therapist) », *Taibi Kahler Associates, Inc.*, Little Rock, Arkansas, 1997.

28. Le PTM (Process Therapy Model®) présente les rackets, jeux, et injonctions pour chaque Type de Personnalité, basé sur la recherche et produit à partir d'un inventaire informatisé. Taibi Kahler, Ph.D., « The Transactional Analysis Script Profile », Taibi Kahler Associates, Inc., Little Rock, Arkansas, 1997.

© March 1, 2006 Taibi Kahler, Ph.D.

www.taibikahlerassociates.com

www.ingramcontent.com/pod-product-compliance
Lightning Source LLC
Chambersburg PA
CBHW070905270326
41927CB00011B/2463